博客思出版社

白髮諜影

——「黑白髮」研究報告

著——— 浦人

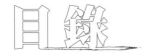

前言

　　黑白髮問題在國際國內目前只有些碎片化的見解，沒有完整可以解釋黑白眾相的髮色理論。科技進步的今天，上已進宇宙有了飛船，微觀已細到研究中子、質子、量子，可人類對自己頭頂的髮色由來，卻任由混沌不解，這也太不可思議了。理論的缺位，讓討厭白髮早臨的人，只能抓瞎整治，也常無功而返。社會性地把白髮錯視為衰老的象徵更讓許多白髮早發者鬱悶，有的甚至自慚形穢，感歎自己那不爭氣的基因。本書作者多有不信邪的稟性，在白髮早發時，不甘心任由白髮肆虐，嘗試了多種整治方法，試圖遏止和逆轉白髮進程，所幸天下事多怕有心人，也怕認真，終於在走過許多彎路後，從荊棘中爬出來，「髮治」頗見成效的同時，還一腳踢開了黑白髮理論之門，殺將進去花了三年多時間深挖廣拓，創建了一個基本可全覆蓋通解的完整黑白髮理論。

　　作者的閱歷和見識，認為多數基因說是醫學解不開病因時用來避難的，人類的許多常見體癥大都由食物選擇決定，所謂的基因通常是家族世代間頑固的飲食傳承所致。人的毛髮顏色及其變化其實是由我們的飲食決定的。白髮是一種髮色變異現象，終極原因是源於我們的飲食結構變化，換言之，白髮其實是一種飲食取向的結果展示，只是我們之前不知道這中間的奧妙而已。人們需要一定的飲食結構（攝入各種食物的比例）強制性約束，否則，再過數代人的髮色變異反應和固化，人類的頭髮將雜色日盛，黑髮成為奢望。

　　研究動物行為學的人大都信奉「食物決定一切」這一論斷，然而動物學家的食物決定論通常是指向動物的覓食是整個生命活動中最為重要的一部分，其所有生命活動基本都是圍繞著覓食活動來進

行的（並非信奉食物決定論者看不見性在動物行為中的重要位置，而是一種表述強調）。本書觀點進一步拓展認為，動物的食物構成以及動物的消化代謝功能同時還決定了其毛髮顏色。無可否認的是人類也是動物的一種，我們身上許多地方同樣逃脫不了「食物決定一切」這一「魔咒」。

揪出導致白髮盛行的元兇，還就得從生活好起來的「好」字中去探尋。作者把經年有關髮色種種的苦苦冥想和多方求證記述整理出來，也就有了本書。全書從我們的飲食變化著手，上推考證了傳統中醫藥關於黑髮零星記載的要義，外推查驗了靈長類動物、哺乳動物及至所有動物其實都遵循了食物決定髮色的原理。書中也順便拆解了一些古今中外的白髮迷案，以及動物學裡存在的某些可愛錯誤。書中揭示的黑白髮機理，在應對髮色變換上基本做到了理論上的技術歸零，且是本讀者可以展開理論信度驗證的書。黑白髮理論的新發現，沒有大資料可以佐證，也沒有大樣本案例結論的支援，但它是我們憑經驗就可以感知的。新發現必須是可複製驗證的，容不得蒙人，更談不上什麼「一家之言」。本書無論在解釋人類髮色眾像抑或是動物繽紛毛色上，都沒有給理論留下避難所。科學的理論原本就不應該在解釋現象時留有例外。全書在寫作上還是採取夾敘夾議的風格，行文極盡科普與趣味化相融之能，成書作者自評甚是。

寫完本書，作者難抑感慨：可憐的人類，隨意改變自己的食譜構成，以為只要有東西塞進嘴裡，吃飽了，吃好了，頭髮就該黑才是，混然不知食材是有使髮色致黑和致白之分的。

第一篇　髮色風雲

　　相關調查顯示，無論是中國還是全球，人的頭頂都出現了白髮早發、多發現象。原本就沒有解密的髮色風雲，舊恨未了又添新仇。久拖未決的歷史性謎案，往往伴隨著錯誤的觀點滿天飛，有的不當白髮歸因還誤傳千年。「髮事」冤案並不會害死人，但它啃吃著白色一族的心。

一、白髮眾生相

　　頭髮烏黑的農村老婦看著來訪的比她年輕的首長，頭髮白得厲害，讚歎首長為民操勞辛苦。

　　頭髮仍然以黑色為主調的鄉下老父親，望著讓他自豪的事業有成的兒子，頭髮比他還白，心疼兒子的不易。

　　有的老人滿頭銀髮，有的老人七八十歲了還滿頭黑髮，黑白兩重天，讓人感歎造物主的不公。

　　六七歲的小孩竟然長出了幾根白髮，父母大驚失色，不敢設想為何有此怪像。

　　三十多歲的年輕女性，面對鏡子，發現自己已有幾根白頭髮了，甚是鬱悶。就那麼幾根白髮，焗油吧實在麻煩，不焗吧又老是襲擾心靈，糾結呀。

　　夫妻倆在一起，年齡也就差個一兩歲，一個頭髮黑，一個頭髮白，一個鍋臺一個桌子吃飯的呀，為何髮色兩重天，外人看不明白，夫妻倆也不明白。

　　白髮的悄然盛行，讓許多人堵心，背後的決定因素究竟是什麼呢？傳統所謂白髮是衰老的標誌顯然已經說不通，因為與「白毛風」同步的是我們的社會平均壽命不斷提高。普遍性的白髮早現，是最近二三十年間才出現的事，從疾病的方向去歸因白髮早發、多發，顯然不妥，人們的身體沒有出現異化。用基因去解釋更是無厘頭，

原來黑黑的，中途才轉向，基因不是這樣辦事的。說白髮是營養不良所致，那更遭人否認，吃得好著呢，高營養東西嘛都不缺。

有抽樣調查顯示，近些年來，白髮人群年輕化趨勢日益明顯，脫髮和白髮者比之前增長了 30% 左右，很多人被頭髮變白所困擾。我國是一直視白髮為衰老標誌的，也習慣把「白髮」用於描述人世間的負面現象，語境詞庫中最讓人受不了的是「白髮人送黑髮人」。然而，眼下白髮早發、多發現象在我們生活中已隨處可見，反常的黑白髮現象，顯然已超越和顛覆了人們的傳統認知，頗讓人迷惑，也讓專家們亂了套，各種理論齊上陣，還是按下葫蘆浮起瓢，找不出一個能合理解釋各種現象的黑白髮理論。

髮色亂象和相應解釋理論的多元矛盾，呼喚著一種新的視野，新的多學科綜合運用的全息掃描手法去釋疑解惑，把頭髮之亂和人類對其認知的偏見統一在一個新理論上。

西方發達國家，比我們早富裕了一百多年，那髮質總體上要比我們白化得早而多，也就是，髮色變換可謂存在西風東漸趨勢。追究此論，也有理論啟發意義。

二、亂雲飛渡的白髮流行學說

越是長久得不到解決的歷史疑案，往往積澱在問題上的錯誤觀點、似是而非的論調也越多。當然，也會有部分接近真相的觀點。釐清陳古千年的醫案，需先清除那些積垢，以及不斷衍生的錯誤認知，而後才能談及正解。

關於白髮的形成和治理可謂是眾說紛紜，莫衷一是。有歸結於疾病和遺傳基因的；有歸結於生活壓力和睡眠的；有歸結於營養不良缺少各種微量元素的；有歸結於免疫力低下和身體代謝機能衰退的等，五花八門的白髮理論不一而足，但無人從體系上去解決整個

黑白髮理論，更談不上白髮防治上的理論和技術歸零。

有醫者對包括「少白頭」在內的白髮成因解釋是色素細胞功能衰退，當衰退到完全不能產生色素顆粒時，頭髮就完全變白了，並同時認為正常人從 35 歲開始，毛髮色素細胞就開始衰退。這種說法光盯著白髮就事論事，罔顧像我國社會這樣在退休群體中還是黑髮者占絕對主流的實際現狀，哪來什麼毛髮色素細胞衰退之事。更何況退一萬步說，即使存在色素細胞衰退、色素顆粒減少，也是黑色素攝入太少所致，不能說一下衰退就了事。——這是典型的白髮內部成因解釋論。

把黑白髮演變完全歸結為人體機能衰退時，用此理論去解釋許多白髮現象自然也就走進了迷宮出不來。僅僅是一些老年人的自然白髮與衰退挨著點邊，但也不是黑髮功能衰退，而是飲食結構原本處於臨界狀態的人在飲食比[1]下降後導致的黑色素攝入減少所致。

對於白髮的研究不僅我國缺少正兒八經的開展，在全球也是如此。對日益猖獗的白髮肆意橫行，相對來說，也就我國的中醫學對白髮現象還算有些治療的招法。醫學氛圍方面，我們一直把白髮現象視為人體衰老的象徵，這給許多白髮早發者增添了相當的社會心理壓力。而面對醫學界的無能為力，白髮者也只能從初始的鬧心轉而被迫適應和接受現實。這一點上，西方社會對白髮的承受力倒明顯強於東方人，西方人的髮色變異要比東方人早而厲害，也許早就處變不驚了。

三、現有年輕人黑髮解析存在悖論

橫亙在黑白髮研究上一個難以圓滿解釋的現象是，年輕人為什麼總是黑髮如漆，極少發生白髮？研究者可以用各種原由去解釋為

---

1 指人的食物攝入量與體重之比。

什麼白髮，以及提出治理建議，而當人們自然要問及「那年輕人為什麼不白髮」時，幾乎所有現有的白髮解釋理論都要啞火，無法給出一個合理的解釋。強行不當解釋又會陷入走不出來的邏輯悖論之中，就連最能蒙事的基因理論對此也難以自圓其說。基因說最擅長解釋的是家族共有特徵現象，適合解釋那種一生下來就另類髮色的情況，而對先黑後白的發色變異解釋，只能用其基因的黑髮維持力不夠強的遁詞。有研究者感於年輕人黑髮問題解釋的左右為難，就乾脆說「年輕時期是黑色素最為活躍的」，所謂年輕氣盛才黑髮。可這樣又怎麼解釋有些人年紀很輕就白髮，許多人到了七八十歲還滿頭黑髮呢？──研究者聽到這種問題煩了，不理你。

　　年輕人處於黑色素最活躍時期，所以才黑髮的理論，隱含著一個錯誤的結論，即該種說法實際肯定了人體內決定黑髮的黑色素是內生的，就像太陽黑子那樣有活躍期，抑或像人的性格那樣年輕時更為活潑。這種向體內求證黑色素的傾向讓人迷惑，也使專家自身陷入理論迷宮出不來。人到中年之際出現黑白髮分化時，那些較早出現白髮的人群，在他們年輕時都是頭髮黑黑的，說明他們的基因之前沒問題，用基因的持續力有差異導致黑白分化，這不是正常的「基因」說，可以叫做「變因」說或詭辯論，也表明用基因去解釋黑白髮現像是錯誤的路徑。

　　科學的黑白髮理論，不僅應能解釋我們個體產生髮色變異的原因，還應該能解釋基於人種不同而發生的髮色差異現象，而且人類不過是靈長類的一支，能解釋人類髮色變化規律的理論，也應該能通行解釋所有靈長類毛髮顏色形成原理，又所有動物共處地球家園，共用一個萬物生長源泉的太陽，決定動物毛髮色彩的理論，還應能覆蓋解釋哺乳動物、乃至所有動物的毛髮顏色由來。完整而科學的髮色理論，應該能覆蓋解釋所有動物的毛色形成原理，也就是稱得上科學的理論必須能全流通解釋所有相關問題的形成機理，留下某

個說不通的現象，邏輯上不能做到自洽，就意味著理論本身還有問題。對所有關於黑白髮現象能給出成因解釋和防治辦法，才是做到理論上的防治技術歸零。而這類似物理學基本定律適用性的理論建樹目的，大有好奇心害死貓的意味，至少把作者自己推向了深淵，好在最終基本清除了常見的迷霧，找出了從淵底爬上來的路。

四、情緒影響髮色不靠譜

把產生白髮與生活壓力扯在一起，這是很容易得到人們認同的白髮歸因說。你過早白髮了，是因為你生活壓力大。這等蒙事手法是江湖術士慣用的忽悠高招，聽者受用，說者避了短。在社會上混不容易啊，愛拼才白髮，家人和親朋好友還不都得給個理解和支援。如此，白髮變成了是對社會或家庭有貢獻的標誌，自然令白髮者很樂於接受。搞醫學的得出一個深入人們內心，使人不顧正確與否會欣然接受的研究結論，媚俗到極致，本領很厲害，結果也很攪混水。難道那些一生到老都頭髮黑的人，是從來也沒有生活壓力的？抑或是壓力雖有，只是此等人沒心沒肺的，天塌下來也吃得好睡得香，壓力在他們身上不起作用？討好人的白髮解釋理論有違常理，經不住稍稍質疑。

當然，如果說壓力任何情況下都不會影響髮色，這似乎也不能這麼說，當壓力嚴重影響人的飲食致長期茶飯不思時，那是可能會影響到髮色的，然而這種可能性已是哲學上事物間聯繫性的泛化解釋。泛談壓力的影響幾乎是可以觸及人生任何方面的。現實是，人面臨生活壓力時，影響到食欲時通常也就數天，不可能改變髮色到我們目視能感知的程度。而且許多人在生活節奏快一些、有些壓力時通常會吃得更多。

人體的消化吸收系統功能不以我們的意志而轉移，與精神抗壓

方面是兩個模組。這在肥胖群體中感歎最甚，不用說遇到煩心事不影響進餐，就是感冒發燒也照樣胃口很好。而人們只要吃進食物，消化吸收也就交給身體了，不再受我們意念的控制。

有觀點認為白髮早現或多發與經常性的精神緊張與焦慮有關，這又是另版的情緒會導致白髮的理論。不知持此理論的人注意到沒有，如果該理論具有合理性，那麼神經症這一大類疾病中最常見的焦慮性神經症患者應該基本都是白髮者了，而事實並非如此。

五、互不搭界的「八卦診治法」

最八卦的白髮醫治建議是，醫案與處方的南轅北轍。在解釋為什麼過早產生白髮上，胡亂歸因，什麼免疫力低下啦，工作壓力太大啦，長期失眠啦，思慮過度啦等會過早產生白髮，甚至洗完澡後頭髮沒吹乾睡覺也成導致白髮的原因。從治病一般原理上講，既然醫案斷定是那些因素影響了髮色，那就提高免疫力、減輕工作壓力、改善睡眠、學會樂觀面對生活，做到洗澡後頭髮吹乾再睡不就行了，可接下來的「處方」卻拐到建議吃點含某些微量元素之物及至首烏、黑豆等上去。這是典型的八卦治白髮，把相互矛盾的診和治能愣給相容起來，彰顯了一種醫治思路的矛盾，從人體內部代謝機理上找原因，又不談相應的治療手段，轉而運用中醫藥去碰療效運氣。

不過從寬容的角度評議此種白髮治理上的八卦現象，總算沒有一路錯到底，醫案斷得邪乎，治療建議還是有些價值。這種八卦診治法的成因是醫學沒有研究清楚白髮形成機理缺少系統性理論帶來的。一種病徵處於社會難以解決之時，也正是老太婆偏方大行其道的地方。

個別白髮可能是某種疾病引起，但這是極小概率事件，解析社會性地白髮增多現象時，不能拿小概率事件說事。筆者認為白髮不

是什麼某項代謝功能的缺失，也不存在機能的衰退問題，多數白髮現象反而是代謝功能亢奮的標誌。白髮比黑髮長得快，滿白頭髮長得既快又粗，這是哪門子衰退？治理白髮需要抑制代謝，需要提高低能的碳水化合物在飲食裡的比例。用中醫的語言說是，錯把實症當虛症，那會越治越糟的，譬如有的白髮治理建議要多吃水果，白髮者若遵之，則越吃頭髮越白。

六、用腦過多與白髮沒有直接關聯

坊間有把白髮歸因於用腦過度的傳說，這種說法與壓力導致白髮的解釋同樣不成立，簡單的反證是「拾荒者」是白髮的高發群體，顯然不能認為拾荒者是用腦多的群體。拾荒者中白髮較多是他們易挑吃那些收集到的高能量食材之故。順便提一下，有些養生學家呼籲晚餐吃得差一些時用「要吃得像乞丐」來形容，筆者認為這是缺乏現實生活見識者想當然的比喻，會害了那些真正瞭解乞丐飲食的人。乞丐缺的只是人的尊嚴，不缺食物，也不少吃。幾乎在任何時期，乞丐的食物來源一般要優於同期普通百姓，又是些嗟來之食，是最易多吃、亂吃的群體，也可謂是肥胖的先驅。

白髮與用腦過多無甚關聯。用腦較多者中確實白髮比例高些，但用腦與白髮只是表像關聯。實際的成因是，凡用腦族基本是知識份子，所謂用腦多者，職業和崗位的收入都不錯，經濟狀況較好，有條件吃致白的好東西，平常也重視高營養食物的攝入，而這才是他們白髮往往較早、較快、較多的真正原因。而勞力者治於人，往往生活條件差些，較少吃那些導致白髮的「好東西」，日常飲食以糧食類碳水化合物為主，自然也就較少有提前白髮的煩惱了。

七、挺能蒙人的「五指梳」──囊空擠不出黑色素

　　有研究認為白髮早現與遺傳和疾病有一定關係，一是白髮早現者常常有家族史，為常染色體顯性遺傳；二是疾病因素導致，如某些早老綜合征、綜合性肌強直性營養不良、惡性貧血、甲亢、心血管疾病、結核病、傷寒、梅毒等亦可出現白髮。對於遺傳和疾病導致的白髮，可以通過堅持按摩頭皮的方法來改善頭髮變白。即每天睡覺前和早上起床後，將雙手十指插入髮內，從前額經頭頂到後腦揉搓頭皮，每次 2～4 分鐘。可改善頭皮營養，調節皮脂分泌，促進頭皮血液循環，增強局部的新陳代謝。

　　該派白髮論者歸因不知所云，白髮者既然普遍，自然白髮可以與百病同在，強扯關聯近乎啥也沒說。這裡僅評議其建議的治療手段。提倡每日用五指打理頭皮，日久堅持能起到黑髮效果，類似的有宣傳用黑砭石每日梳壓頭皮，能使頭髮變黑。這一門的黑髮經驗可謂內病外治，背離了「黑色素」理論。它強調刺激加強髮囊功能會使頭髮變黑，隱喻的意思是，白髮者體內並不缺乏黑色素，只是頭皮的代謝功能不行，沒有把黑色素用起來，用外力以刺激讓分泌功能加強些就能黑髮了。這種說法挺能唬人的，筆者在不知黑白髮理論前，也不能免俗，去搞了一個砭石梳，不過也就用了幾次就不信該經驗而放棄。通常我們很難否定玄乎如「五指梳」這樣的黑髮理論的功效，但筆者的放棄緣由說來也有趣，自己是絡腮鬍子，如果每日的頭皮刺激會使頭髮變黑的話，那麼每日洗臉，及早晚兩次的刮鬍子實際也是對腮幫子上毛髮的刺激，這些地方的鬍子就應該不白，或者比頭髮白得少些，而事實上並非如此。

　　當筆者搞清黑白髮原理後，理論上對「五指梳」的批評是，這只不過是「年輕人黑色素活躍」理論的翻版之說，一個是說年輕人體內的黑色素很活躍，另一個翻版說成不活躍了用外力刺激讓它活躍起來。其手段成立的前提是體內原本是有黑色素的，只是沒被用

起來而已，而實際上頭現白髮時髮囊內通常已缺少黑色素，囊空了使勁擠之，最多不過擠壓那快用完的牙膏，擠擠能用一兩次而已。擠壓刺激法即使有些功效，也是寅吃卯糧，無法解決黑色素缺乏的根本性問題。

如果讀者相信本書關於白髮的成因，最終指向黑色素缺乏，則諸如「五指梳」這樣的治白辦法，就知其在理論前提上就不對路。至於，有人信誓旦旦言傳身教說此法黑髮有效，應另有認知和評估方面的問題，人群中容易受暗示的人，無中生有之事都容易相信，往黑髮裡瞧時，是會產生黑髮不斷增多假像的，倒也並非其一定故意虛假宣傳。

臨淵羨魚不如退而結網，還是別瞎搗鼓了，使勁掏那可憐的缺貨毛囊，不如轉而去給毛囊添加黑色素作些努力，這才是正道。

八、「白髮基因說」是理論的避難所

筆者很反感把那些搞不清原因的身體現象，往基因身上推。一個更直接的質疑是，在白髮者體內發現的那些所謂特殊基因現象，究竟是原來就有的，還是出現白髮以後才有的？

基因說簡直成了醫學的避難所。筆者姐妹有三個，家姐頭髮早白和自己的髮白賴向基因倒也省事，有助於認命。但家大妹年過五十卻仍是滿頭黑髮，很是自得，也確實一直讓我費解。當然基因說裡對此等發生在同胞姐妹間的黑白兩重天現象，還有補充理論解釋所謂例外，就是基因遺傳並不必然，有或然性或者遺傳發生概率，具體到家大妹頭髮仍黑，是遺傳基因沒有在她身上體現。說實話，對於那些遠離我等生活的疾病，連普通醫生行醫一輩子也難以見到的疾病，學者們用遺傳概率歸因，我們很難質疑，但此等生活常見身邊即有的黑白髮現象就不盲從了，可以去探源自究，因為我們「夠得著」。當筆者拆解出飲食與黑白髮之間的原理或奧秘時，再回過

頭去琢磨大妹的年過五十而頭髮不白，就豁然開朗了。原因就在於同是姐妹間仍然存在的飲食結構取向差異：家大妹平時生活飲食一直保持半素食的狀態，動物類肉食是偶爾吃點魚肉，極少吃紅白肉，也不用葷油做菜。她的吃魚方法也是屬那種最靠近的「貓吃魚」，絕少糟蹋魚身上含有的些許黑色素[2]，平時水果不太碰，經常把吃甜酒釀當作糖攝入等（飲食總量內的吃食甜酒釀並不額外增加糖攝入，甜酒釀的甜原是糯米裡轉化的糖，是預算內養分，不給髮色額外衝擊），平時喜吃豆腐，屬於「豆腐迷」[3]一族。──如此對大妹的飲食結構一梳理，其簡直就是一活生生的黑髮飲食典型案例，哪用得著基因遺傳或然性這樣的遁詞去解釋。我和家姐是典型的崇尚飲食生活一族，自二十世紀七十年代中期始，就把那點工資吃得光光的，水果、肉類、糖等兼收並蓄，以吃得好為榮，頭髮都白得早自然也是活該。

從筆者母親這一輩看，家母年齡八十出頭，早已滿頭灰白，而其健在的大姐年近九十仍是滿頭黑髮，又是同母所生的姐妹，髮色卻是黑白兩重天，何也？家母乃工作女性，我家生活條件一直較好，先父一直在基層供銷社任職，家中從不缺糖、缺肉，母親屬吃肉的祖宗，退休後每日水果吃得又多，自然髮色早白。而我那大姨是農村婦女，平時飲食以糧食為主，加之她家持續七十多年製作豆腐皮，豆製品吃得多，頭髮也就一路保黑了。全是飲食結構差異導致的姐妹間髮色大不同，與基因扯不上關係。

筆者在《深度減肥》和本書中，多次抨擊了「基因說」，認為許多所謂病徵，其實都可追溯飲食問題的責任。對此，好抬杠者最

---

2 這種吃魚法比那種三去吃魚法會有黑色素二次利用些，但魚身上的這些邊角餘料也恰恰是脂肪和膠原蛋白最多之物，不宜吃得太多、太頻。

3 豆腐是大眾食譜裡最富含黑色素的菜肴，經常吃豆腐的人很少見頭髮白的。作此結論並不是黃豆比黑豆的黑色素含量高，而是把黃豆製成的豆腐當家常菜吃食時折合吃進的豆子遠比把黑豆當藥吃時吃進的要多好幾倍。

易想到的質疑事例是發生在新生嬰兒和小孩身上的一些所謂先天性缺陷及白血病等，認為這不是遺傳所致又是什麼？筆者的理論邏輯解釋是，新生兒缺陷及小孩白血病這類問題，通常與父母飲食不當及餵養過度有關聯。現代優育已經發現孕婦缺少葉酸的攝入易導致胎兒發育的某些缺陷，而孕期遵守正常的膳食平衡飲食，通常並不會導致葉酸攝入缺乏。孕期高營養物攝入過多，極有可能給生下來的小孩留下得白血病的隱患。

「美國德克薩斯大學的一項研究，認為發現了白髮、脫髮的發生機制，研究確定毛囊內含有一種與毛髮再生有關的幹細胞因數（SCF），一旦該幹細胞因數移至毛囊底部，就會啟動一種特定蛋白（KROX20），影響頭髮著色。研究人員去除小鼠體內的幹細胞因數之後發現，這些齧齒動物長出了灰白的毛髮，這些毛髮會隨著年齡增長而變白。研究人員稱，他們的研究結果表明，異常特定蛋白（KROX20）和幹細胞因數（SCF）對脫髮和長白髮起到極為重要的作用，但還需要進一步研究來證實，希望在未來能夠研製出一種局部用化合物，或是能夠安全地將必需基因傳遞至毛囊以矯正這些美髮問題。」這是從基因角度研究白髮的典型例子，筆者認為做這樣的研究用心可嘉，研究結果卻是莫名其妙，揭示白髮狀態時毛囊裡特定蛋白、幹細胞的異常，猶如指出沙漠裡植被根系活力差，以及指出體力勞動者的皮膚往往比較粗糙一樣，是沒啥意義的。人類髮色由黑變白了，毛囊細胞在微觀層面的改變以及代謝的變化，這是肯定的事情，搞清這個變化無助於解決白髮問題。重要的是白髮者的幹細胞因數為什麼會下移，如果該下移現象是與飲食變化相關的話，設法物理性重定就是把高考成績殿後的人強行放在前列去一樣。希望研發一種植入體內可改變髮色的化合物，與植入某種幹細胞使人長生不老的想法是雷同的。筆者關注許多領域的基因說，大都沒有解決究竟是疾病改變了「基因」，還是「基因」決定了疾病問題。

直白歸納基因說的大致意思是滿頭白髮的是某個基因全關閉了，花白的是半關閉了，研究出法子把那基因開關擰開黑髮就回來了。不去想想水庫乾涸了，打開水閘有啥意思？

贊成髮色由基因決定的人，不妨琢磨一下：髮色能整治改變，基因說也就破產。或者說，相信古醫書記載的何首烏、黑芝麻能黑髮，就不該去相信基因說。

九、米湯麵粉洗頭能黑髮是搶功行為

作者大妹五十歲前幾乎沒有一根白髮，相對於家姐和我的白髮早生，每每相聚時，大妹甚是牛氣，也介紹一通她的護髮經驗，認為她的全黑髮是因為她洗頭時經常性地用麵粉搓髮根、捂頭和茶油洗頭才換取的善報。到了五十三、四歲大妹能數出幾根白髮了，才對其引以為傲的妙招功效有所動搖，怎麼這幾年那招法不靈了呢？我告訴她黑白髮真實原委，指出是她之前的飲食習慣維護了她的全黑髮，大妹才將信將疑歸因於最近白髮初現可能是近兩年攝糖量增加之故。

我國瑤族相傳有用米湯水洗頭能黑髮的習俗，族內女性如法炮製者大有人在，多見瑤族女性年長者仍一襲黑髮，自然也把米湯洗頭作為頭髮護黑的高招去宣傳。但作者直言指出，麵粉、米湯雖按本書理論都是富含黑色素之物，但拿它去外用護黑是沒有效果的。少數民族地區經濟相對落後些，那些致白的高營養食物原本吃得少，主食比例一般都可以，白髮現象原本遲發、少發，咱可別把黑髮的功勞錯誤地頒獎給米湯水和麵粉。雖然近些年生活好了，農村白髮早發、多發現象有所增加，但總的來說，農村不是白髮的重災區。

一些關於白髮治理的奇招、妙招是白髮者最希望的，簡單易學能護黑、白髮轉黑，而理論表明並非妙招功效，而是其飲食方式所

致時，讓這些經驗傳播者既高興又失落，高興的是原來自己的生活方式有著黑髮的價值，失落的是以後不好推廣經驗了，因為黑髮的生活方式經驗複製難度大。

用某種物質去擦抹刺激頭髮根部，以期頭皮或毛囊吸收該物質後會使頭髮變黑，這種作用原理的路徑挺像那麼回事，市場上利用這種理念出現過不少所謂黑髮液了，但也就蒙人一圈後就銷聲匿跡了。當然，現在還有用這理念蒙人的，以後也還會有。謀求白髮轉黑，必須從調整飲食結構著手，只在皮毛上做功夫，即使某天科技進步真有抹抹就能黑髮的神奇藥水了，那也是改得了髮色，改不了體質，屬於貓蓋屎的行為，與染髮並無二致。

十、學科的集體無為導致髮色理論欠缺

白髮問題不僅中國人迷惘，全球也未有通解白髮形成機制的理論。有些學科間有相互依存和促進關係，動物學關於動物髮色形成原理研究缺失，使得人類髮色研究缺少基礎性支持，而人類髮色理論的謬誤百出和裹足不前，也牽制了動物學的髮色研究。

筆者對學科發展現狀不察，貿然衝進髮色理論研究中，才發覺並沒有出現寫作上的左右逢源，而是同樣面臨相關學科的局部理論梳理和發現。誠然，從一定意義上講，人類原本是動物的一部分，揭示了動物遵循的規律，自應適用於人類，但人與動物間確實是既有共性又有個性，理論發現為難的也正在於此，要找出影響包括人類在內的所有動物髮色形成的共性規律，又要找出那個人類特有的個性。動物中最高等的智慧生命，富於創造力的人類，具有改變現實世界的能力，也創造了多種飲食文化，其間不乏引以為傲的飲食，卻無意中改變了自身的髮色進程。其實，包括髮色改變在內許多人類特有現象，都與人類的創新能力相關，也是許多疑問的根源。

可能讓動物學家汗顏的質疑是，一些動物會毛色變換，一直被視為是動物進化出來的保護功能，筆者認為實際上那也許只是人們臆想加給動物的「神奇」本領。所謂的換一種毛色有利於保護，只是隨著季節的變換，植物豐盛度和成熟度不一樣而吃進的黑色素不同時，個別動物的毛色演變正好與背景顏色大致相同而已。譬如北極兔，在短暫的夏季，草綠、嫩、多，沒啥黑色素，吃幾個月毛色也就漸漸長出白色毛了，時間也正好進入白雪皚皚的冬季了；接下去的日子，沒啥好東西吃了，只能找些草根什麼的充饑度日，而這些食材正是黑色素含量高一些的東西，漸漸地毛髮就長出灰的了，時間又到下一個夏季了。

實在難以想像動物會進化出「智慧化」的保護色功能。動物如若真會主動變換毛色，那就成「妖」了。筆者寧可信人類會犯認知錯誤，而無法認同動物本能的妖術。許多哺乳動物幼體和成體毛色迥異，流行觀點視其為保護色，筆者認為未必是那麼回事，幼體到成體間的毛色變換，原因在於母乳和斷乳後的食材之間色素含量有較大差異所致。

現實中被我們認定為有保護色的動物，只是極少數，而筆者認為少數也不應是例外，沒有科學依據的事一例也不能有。一些海洋動物在遊進不同環境時，看似會變色，其實不過是背景色彩對人類視覺的欺騙而已，魔術師清楚這個原理，並會運用其做撲克變色戲法。著名的變色龍，其變色也不是主動變出保護色躲避天敵，而是情緒變化所致，我們人激動時臉也會變紅。一些蝰蛇埋伏於枯葉中與環境渾然一體，方便捕食，但不能說蛇搞出了保護色，因為換個時間和地點，其枯葉色的蛇身也可以是容易暴露的短處。蛇是肉食動物，它長不出黑色的外衣，蝰蛇那樣的外皮色調，肉食動物中很常見。變色龍很漂亮，但它變不出黑色來，因為它的食譜中黑色素很有限。──動物皮毛顏色是食源性的，食物決定皮膚和毛色，這

是無法違背的自然法則。所謂動物的保護色是人類的認知，並不是動物智變而來，但不否認動物會利用自己的毛色去捕食和躲避天敵。

　　動物學者想搞清某一動物的全食譜是件很難的事，只有那些被連續跟蹤考察數年的動物，才能大致窮盡其「功能表」，多數動物根據研究介紹的食性往往並不是全部的真實情況。最可信的動物食性是在現有研究介紹基礎上還存在動物生理特點限制的情況，如偶蹄哺乳動物長頸鹿的食性，主要是樹葉和嫩枝，由於其長得高喝水都費勁，大致可以排除吃食根莖塊的機會，其主要現存於非洲，也沒啥可偷吃農作物的機會，所以長頸鹿可作為吃食樹葉哺乳動物無可置疑的典型代表，是樹葉、嫩枝中極少黑色素的見證。當然，長頸鹿偶爾也會吃食樹上的籽實，能獲取些許黑色素，身上也就間有些黑色斑紋，但所有十一種不同亞種長頸鹿的皮毛基本是淺黃底色加花斑網紋的外衣，未見主基調為黑色的皮毛。

　　又譬如樹懶，它的純樹棲生活也是可信的。樹懶行動緩慢，下到地面一趟不容易，很多天才會到地面排一次便。因懼怕地面天敵，連小樹懶掉落地上，樹懶母親也會棄之不顧，並不下樹尋子。這是無可置疑的樹棲葉食為主動物，毛髮黑色成分極少。

　　筆者批評指正動物保護色問題，是因為保護色之說，指向了動物的毛色是機體可以根據需要作出調整的，實際隱喻的是毛髮顏色的可憑空更改，排斥了動物毛色由食物決定的科學結論。這種認知映射到人類髮色形成上，助推了情緒等會影響髮色的錯誤結論，也阻礙了科學追究毛髮顏色由來。其實，包括人在內的動物毛髮顏色，都是由食物構成決定的。

十一、「白毛風」吹得有點偏

　　由於染髮的流行，使得我們很難通過觀感去評估社會性總體的

白髮早發、多發現象，從筆者長期觀察積累的感覺看（城市髮況），各年齡段都應該存在不同程度的白髮加重現象。40 來歲人群頭上間有幾根白髮的現象也多。40 ～ 60 歲年齡段人群白髮偏離度高的比例增大。60 歲以上人群男性頭上黑髮為主的占到七八成左右，女性則過半白髮和滿白的比例明顯高於男性。

「白毛風」遍吹，鄉土社會也無法倖免，不僅發達地區農村上歲數的白髮者增多，欠發達地區中老年白髮者也不少。從白髮和飲食的關聯上講，這是中國社會全面生活水準提高的見證。肉類、水果、糖、酒等想吃而吃不到的農村人已很少見了。生活好起來了，以為能吃上好東西了就多吃一點，稍稍一過分，就招了白髮上頭，不知不覺間跨越了那原本不是太高的髮色黑白轉換門檻，一如癌症發病的門檻也不高，吃出癌症的農村人也是越來越多。

缺乏資料支援說明的情況下，僅從經驗思考時，感覺社會白髮發生的提前和發生率的提高，主要是指目前三十到五十來歲的男女人群，其間以女性為甚。該人群按傳統的意識去審視是不應該有那麼提前產生白髮和有那麼多白髮長出來的。

結合作者自身的生活經歷分析男性老同志們白髮並非主流的現象，認為現在六十來歲開外的男人大都可能仍然秉持著早期物質相對短缺時養成的習慣，不太受「少吃主食多吃菜」的影響，即逢餐以主食占主量，如遇有所謂美味好菜時，也不會靠好菜吃個飽而不吃主食，而且越是美味的菜肴越講究要有主食搭配著吃才痛快，用句逢好菜時常掛在嘴邊的話是「如此好菜，不來點米飯，豈不辜負美味之菜了」。──自然，一生能堅持主食為主的飲食，黑髮及頂，白髮遲到也就理應如此了。女性易被「少吃主食多吃菜」忽悠，更難拒絕「多吃水果美容」的誘惑，結果是白髮產生較之男性要早、發生率要比男性要高。而女性又恰恰是最討厭白髮的。

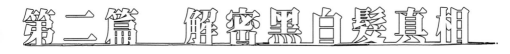

　　社會的發展總是伴隨著副作用前進的，現代生物科技的發展，極大地豐富了人類的食物，但其中的許多成果也不可避免地帶來了負面作用，其中之一，就是對人類黑髮的侵蝕。本書作者的理念是，近幾十年驟然多起來的「病徵」，一定要到近幾十年才出現的社會生活變化中去尋找，白髮者增多、癌症高發、肥胖流行、老年癡呆症增加、糖尿病肆虐等，都應該沿此邏輯去追查元兇。

　　中國社會面臨的白髮早發、多發，與食物日趨豐盛情形下許多人的食物結構改變重要相關，實際是我們自己吃出來的自然結果。以北京的生活變化講，上世紀九十年代之前，普通百姓家庭餐桌冬天主打的菜肴是土豆和白菜幫子，能顯示點綠色的是黃瓜，被當做高檔菜品，主食則那三十來斤定量基本不會糟踐，這樣的生活主食足量攝入不用說，就連當菜的也是屬於主食範疇的土豆，白菜幫子和黃瓜雖黑色素含量有限，但在其同類中卻算是最往黑裡靠的。這樣的生活，想把頭髮搞白了，只能做「白髮夢」。社會越發展，物質生活條件越是變「好」，我們就越容易著了食「道」，被「害」於不知不覺間。

一、作者的「髮治」趣談

　　在對白髮的認知處於一片混沌之中，筆者開始了白髮的試探性治理。先是染了幾年髮，總覺得太過麻煩，與其那麼麻煩地遮醜，還不如認命算了。但又有些不甘心，便想著能否通過吃點什麼看能否逆轉自己的白髮。自己之所以會主動求戰白髮，是因為發現白髮較多時，自己還不到 50 歲，而在這個年齡感覺整個家族裡他人都未有白髮的，肯定是自己有什麼飲食不當所致。於是，開始琢磨做點什麼。首先埋怨的是北京的水質太硬，很可能是水鬧的，於是只要在家中喝水，就堅持喝家鄉水農夫山泉。同時搜索尋找吃點什麼或

抹點什麼希望能改變髮色，當然盯上了無論是傳說還是網查，都推薦的制首烏、黑芝麻、核桃仁、黑豆（本書以下稱黑四味）這幾樣食材。考慮查訪來的資訊普遍認為吃了黑四味也基本沒啥用，於是又考慮添加點花粉什麼的，希望這樣也許會有好一點效果。

在白髮調理的心態上主要取有意與無意之間，反正如果不採取行動，則一路白下去，主動求戰了則多少有些希望，大不了吃了白吃。這樣大約堅持了一年多時間，見白髮巋然不變色，難免也顯氣餒，想起現在每年有多半時間居住在美國的家姐，就請其在美國市場上看看有無啥東西吃了、抹了能黑髮的。不料家姐扔過來一句話，就斷了我海外淘寶之念：「美國街頭白髮的很多，美國佬也希望頭髮能黑，如有黑髮良藥，自己不就把頭髮弄黑了，不可能有黑髮好藥的」。

有趣的是，也就這一向家姐的美國尋藥企圖，方才知道，其實家姐的白髮產生比我要早好幾年，只是她一直染著髮，我不知道而已。這自然讓我明白，之前一直居住在老家喝著家鄉水的的同胞家姐已然頭髮早白，我那北京硬水可能致頭髮早白的歸因就是瞎埋怨了。老家的水喝慣了，還繼續喝，只是不再抱有能助黑髮的僥倖企圖了，也不用每回買農夫山泉時要留意鑒別，擔心買的是非浙江原產地灌裝的。

新藥開發全球大佬的美國都對白髮無能為力，也就只好接著自己那聊勝於無的治髮征程，接著吃黑四味，反正也別無良策，死馬當活馬醫唄。──當然，毫無希望之事是不能幹的，還堅持吃黑四味是因為「時間」，在治理白髮上極少有人提到的見效「時間」。有些可謂國際上都治不好的頑症，選對了藥，還得耗進足夠長的時間才管用。既然藥典和坊間都有肯定說法，認為制首烏、黑芝麻、黑豆、核桃能黑髮，就不能輕言放棄，怎麼的也得搞到山窮水盡心灰意懶之時才能再談放棄。還得說明一下，筆者能堅持一直吃黑四

味的另一重要原因是，自體控以來早飯不吃，正好吃點所謂黑髮糊糊（大約小半個乒乓球的量）適當填填胃，也即筆者是把食療制度化了，這是容易長久堅持的方法。

就這麼堅持吃著，大約在「黑四味」吃了近三年時，發現自己的白髮已有所轉黑，這下子可不得了。列位，當咱認為一塊推不動的大石頭，某天推去石頭竟然晃了晃時，那就表明是能夠推移它的。白髮治理上，不用說整體有黑化感覺，就是發現幾根白髮根部變黑了，那就意義非凡，變化再小也表明所用「藥」材是對路的，黑四味確實能作用於髮色。於是，增加黑四味吃食量到半個乒乓球量，並在晚餐後追加吃一次至每日兩次。隨後白髮進一步緩慢轉黑，約再過一年多時間到 2016 年年底時，自己鑑定更加確信髮色逆轉大約是原有白髮轉黑了六成的樣子。此處用「更加確信」文字表述是因為判定白髮有無好轉竟然是件很難評估下結論的事，從隨後的研究看，其實身體早就給出了積極的反應，只是很難被察覺而已，對此書中有另文詳述。

一種並沒懷什麼必勝之心的白髮整治，竟然真是走在正確的道路上，古人所言非虛，坊間傳聞也有道理，執著的堅持也是終有善報。但與此同時，被證實的東西有了，迷惑的東西反而更多了。顯然，白髮進程會終止或暫停，實在意味深長：第一，可以宣告白髮早現是衰老提前光臨的傳統認知是錯誤的；第二，能通過某些食（藥）材改變髮色，說明那些往人體內部歸因總結白髮形成機理的說法全要質疑；第三，加吃一些食（藥）材能幫助髮色嬗變的話，則勾連推演白髮早現一定是與飲食生活方式的改變有重大關聯。至於隨之而來的一連串疑問，就無法一一列舉了，請看全書就是。

接下去筆者幹的事，就是沿著發現的微光，循跡追蹤，倒推假設，驗證，再修改假設，再驗證，直至揭示出完整的黑白髮理論。解開食物的黑髮性可從琢磨「黑四味」上尋找頭緒，從食材共性上

去歸納分析。飲食變化可從自己身上先下手，梳理出自己的飲食變化就有解。

二、「髮治」操作詳情和鑒評

　　白髮整治可以說是個精細化的系統工程，細緻描述作者的自身治理情況，具有典型的標準化意義，黑四味一次吃多少，每日吃幾次，與整治時間對應的白髮改變效果怎樣等，可供人在複製嘗試時作參考。當然在此特別說明，不希望有人說個體體質有差異，作者身上應驗的事他人未必也如是。強調個體體質差異不同，常見的普通疾病一定要去醫院由醫生來評估和治療，這是財迷醫生所為。髮色整治上的個體體質差異是可以排除的極小概率事件。作者抨擊不良醫生渲染兒童流行性感冒的致死可能，笑諷家長帶孩子去醫院路上，遭遇交通事故的概率遠要比感冒出現大問題的概率要高，建議最多在就近藥店諮詢買點小藥就是。白髮治理上，不用說我等同人種內免談個體差異，就是跨人種，乃至跑到靈長類那兒都一樣。

　　作者體重 65 公斤，1958 年生人，動手白髮食療時間大約在 2012 年。

　　飲食構成概況：平均每日 250 克大米（含麵食雜糧），50 克蔬菜，60 ～ 80 克肉類（生熟不限），150 ～ 200 克水果，10 克白糖，30 ～ 50 克以豆製品為主的非肉類雜項，外加每日 20 ～ 30 粒黑豆和一個乒乓球容量的制首烏粉、黑芝麻粉、核桃粉加蜂蜜混成糊。約 2015 年踢出原往糊裡加的適量花粉（原委見書中另文），2016 年年底起粉糊中加入了約六分之一三七粉和二十分之一人參粉，一直堅持至今。到 2019 年初，髮色情況，原有白髮轉黑超過七成，但無以達到全部返黑，目前鬢角尚有小半還是花白。

　　可以給出如下結論：維持全黑頭髮的飲食，筆者這樣的飲食結

構不行。要想進一步黑起來，肉類攝入量還得往下降，水果不能每天吃，主食得增加，再增加些「黑四味」用量。坦白告知的是，筆者目前行動上沒有採取謀求「更黑」的飲食操作，原因是筆者也不能免俗，繼續下調水果和肉類心裡還過不去，加上作者這個年齡段，適度的白髮並不影響健康。

作者 6 年多治白歷程，前 4 年白髮逆轉過半後，似有不再黑化跡象，自己以為到此程度了，可能與當前飲食相對應的髮色也就如此，但後兩年在加進三七粉和人參粉後，兩鬢明顯進一步黑化。當然，輔助食材上也會不知不覺間往根莖塊類靠攏些，說實話，就是作者自身，對本書的許多理論，寫出來了，但在行動跟進上也存在一個漸進接受的過程。對於自身髮色後市究竟會黑到哪種程度，目前無法預料，反正飲食結構是大致不打算再作調整了，就看三七和人參所吃量以及或許還會有的助黑小動作能帶動髮色走到哪一步？

三、飲食的結構性變遷是白髮的終極根源——主食量過少是主因

人們的飲食結構是決定頭髮顏色的決定性因素，只是之前，我們不知道其間的原委。那些老了還一頭黑髮者，以及那些華髮早生者，只是感歎上天的公與不公，其實背後決定黑白髮的是飲食構成。

一種長期困擾人類的不解之惑，一旦解開之後，其道理往往可以簡單得讓我們發笑，關鍵是問題探源的方向和路數要對頭。要像流行病學調查那樣研究白髮早發、多發，看看問題發生的時間節點，看看同時期人類生活出現哪些變化？黑髮者與白髮者之間的飲食有無顯著差異？白髮的歷史比較研究，白髮的區域差異，以及人與動物髮色的比較研究等，都是我們探源時應該運用的方法和手段。

一個十分有趣的現象是，我們討厭白髮，卻只是在產生白髮時才著急去探尋如何終止白髮進程或設法逆轉它，卻很少去想想許多

似乎該有白髮的年長者為什麼沒有白髮，也不太去琢磨白髮來臨時自身頭上還黑著的頭髮為什麼黑，是什麼支撐著那些黑髮還沒有變白的？這種思維上的集體無意識，影響著白髮上頭者，也影響了白髮研究者的思路。

作者是屬於相信絕大多數所謂病症都可以從飲食上找到根源的人士，不太受那些既有的亂七八糟的黑白髮理論影響，一開始關注白髮治理就堅信過早白髮肯定與飲食相關，只是一下子梳理不出是飲食上的什麼問題導致了白髮早現。當吃食「黑四味」證實能使白髮轉黑時，也就自然想到了，正是「黑四味」裡具有的某些成分支撐著頭上尚未白起來的黑髮，換而言之，正是飲食中欠缺了「黑四味」裡成分的量才導致白髮早現的。更進一步推論可知，那些年長了仍「黑髮堅堅」的人則是其飲食中沒有出現「黑四味」主成分量的欠缺所致。於是，接下來的問題就是看看這「黑四味」有啥特點，並將其總結推演就鎖定出決定黑髮的正能量，隨後再分析是哪些東西我們不經意間多吃了，使髮色由黑轉白，篩選出的致白性食材就可稱為黑髮的負能量，如此就大致奔向黑白髮主理論去了。

何首烏，植物根莖塊；黑芝麻、黑豆，植物籽實；核桃仁，堅果，木本植物籽實。這些吃了能使白髮轉黑的其實都是可算食材的，並不稀奇。我們日常飲食作為主食的大米、麥子等五穀雜糧、土豆、地瓜什麼的不也就是植物籽實和植物根莖塊嗎？而凡是可以食用的植物籽實以及各種植物根莖塊之間，其營養成分差別是很有限的，主成分大致相同。如此可得出，正是我們日常吃食的糧食（主食），是它支撐和維護了我們的黑髮，相應地，若是主食吃少了也就會導致白髮，那白髮早現的根源就是人們飲食變遷出現的主食量欠缺所致。

主食量與高營養物質之間在標準體重下彼此之間具有消長關係，主食攝入比例大的，肉、糖、蛋、奶、水果等高營養物質吃得

就少，反之，肉、糖、蛋、奶、水果等高營養食物吃得占比大的，主食就少了，甚至不吃主食能量都綽綽有餘。這是能量約束性平衡規律。人類一旦走向低主食量，只是鬧個白髮早發的話，已算是幸運的了。

　　黑白髮理論的主框架就此形成。有了理論假設，接著就是小心求證。其實，看似簡單的理論發現，很重要的前提在於確認吃「黑四味」能見效。而作者隨後的研究才明白，這個療效確認原來是很有玄機的，缺少科學的鑑別方法和過硬的心理素質，就是療效出現，人們也不敢得出肯定結論。社會上吃食過黑四味的人定然不少，能一直堅持下去的不會太多，放棄的重要原因就倒在這玄味太濃的見效評估上。就算是作者這樣白髮逆轉過七成，周邊個別同事還有說看不出變化的呢！

　　發現理論是一回事，理論如何取信於人又是另一回事，兩者都非易事，堆聚在黑白髮問題上的積垢實在太多了，寫好法院的翻案判詞難度係數很高。

四、食材變化和吃法過精是導致白髮的副因

　　當我們把白髮早發、多發的主要原因指向主食量攝入過少時，隨之產生的問題是，為什麼人們會少吃主食？不妨先看一下黑色素的形成與藏匿處。黑色素是光合作用的聚合物，會光合作用的植物是黑色素的加工者和宿主，動物肉裡含有少量的可二次利用黑色素（動物肉裡少量的黑色素是動物自用的，源於動物食譜或經由食物鏈傳遞）。植物的黑色素含量高低由太陽光合作用決定，生長期內光合作用時間長，黑色素加工總成含量就高，反之則低。植物裡的黑色素儲存分佈在根莖塊和籽實裡最多，莖稈裡有少量黑色素（過境滯留），葉片裡黑色素少得可以忽略不計（詳見本書另文）。動

物肉少量「黑色素」主要分佈於皮層和部分內臟[4]。

　　從以上黑色素的由來和分佈狀態，我們就大致可以梳理出大面積白髮早發、多發的副因了。生活越來越富裕了，吃得越來越好了，那些侵入我們餐桌象徵好生活的是啥呀？原來大都是些好吃卻不黑髮的玩意兒，而且這些玩意兒自己不幹黑事，還把原來幹著黑事的主食給擠掉了許多。菇菌類食材大量進入餐桌，曾經的山珍如今成了家常菜，而菇菌類是不含黑色素的，因為其生長沒有光合作用參與；速生菜產量的超快速增長，尤其是合成光照下栽培的蔬菜工廠菜品，其黑色素含量遠比自然狀態下生長的蔬菜要低；種植、養殖業裡現代生物科技的使用，肉、蛋、奶無限量供應，原本都沒啥黑色素，加之裡面那幾乎無法避免的殘留生長激素，會加速機體的代謝，加快加粗頭髮生長，使黑色素供應跟不進而頭髮易白；被加工提純的白糖無限量供應和人均攝入量增加，白酒產量不斷提高和消耗量的日升對人類黑髮的衝擊尤其巨大，因為糖和酒對黑髮成事不足敗事有餘。真是罄竹難書，讀者自己可歸納。

　　吃法過精助推白髮，如蔬菜挑嫩的吃，崇尚吃苗菜、芽菜、仔瓜等，原本蔬菜裡黑色素就少得可憐，還盡挑黑色素快沒有的吃；肉類的皮層裡、內臟含有少量的黑色素，可有的是人買去皮肉吃，內臟則因所謂膽固醇高而棄之，市售許多魚類乾脆就來個三去而賣。

　　吃法愈精，離白髮愈近，棄掉的往往是含黑色素的。沒有做到兼收並蓄，是一個負能量逐漸積累的過程。但即使如此，吃法太精的影響還是把它歸為助推白髮的副因，因為只要飲食中主食量足夠，這些變異了的食材和精怪的吃法就掀不起大「白浪」。

　　當黑色素供應的主管道變窄時，崇尚黑髮者就得講究利用輔材上的黑色素去盡可能地補缺，否則，就不能怪白髮過早、過多爬上頭。

---

4 詳見本書第四篇八 3 肉裡面的黑色素分佈

五、逆向反詰追真相──人體對黑色素只起來料加工責任

當加吃「黑四味」多年，筆者確認發生白髮轉黑後，另一個問題思考隨即而來，自己產生白髮之前的黑髮是為什麼會黑的？那些頭髮一黑到底的人又是靠什麼維持全黑的？自己之前是不吃「黑四味」這些玩意兒的，那些幾乎一生黑髮的人一般也不會無緣無故地去吃這些玩意兒，結論自然指向：自己先前黑髮時和那些一生黑髮者在黑髮維持期內就不缺「黑四味」裡含的共性物質，另有途徑獲取，這些能維護黑髮的東西，顯然不是只有在「黑四味」裡才有，否則，無以解釋自己先前的黑髮和那些一生黑髮的現象。不吃「黑四味」也能保持黑髮，說明日常飲食裡就有富含黑色素的食材，且攝入量足夠才頭髮全黑。相應地，當白髮早發、多發時，就可反究得出是飲食中含黑髮物質的食物縮編了。這個提供黑色素的主力部隊就是**主食**。

這是有趣而符合邏輯的推想，能引導我們解開黑白髮的理論真相。奇怪的是，人們往往在白髮來臨時只顧著感歎、染髮、追究神奇黑髮藥等，卻極少去思考頭髮為什麼白了和原來頭髮為什麼是黑的問題，更沒往飲食變化上去想。

「能黑髮的食材」，這詞語其實本身就蘊含著一個被我們忽視的結論，即不是所有的食物都具有黑髮功效的，不同食物對髮色的作用並不一樣，有些食材對黑髮貢獻大，有些食材對黑髮貢獻小，有些食材會對黑髮起破壞作用。天哪，人們每天往嘴裡塞食物，不能光考慮吃飽了、吃好了，原來還有「黑髮否」的問題，而這竟然還是個地球人都一直「無意識」的問題。思考至此，也就意味著那扇黑白髮的理論之門已然展現在眼前，衝進去循跡追蹤一探究竟就是。

至此，筆者已大致明白，我們的黑色素其實是外源性獲得的，

身體不過是負責來料加工而已。那種採用顯微科學或分子化學研究方法去探索機體內部黑白髮機制的研究，方向就錯了，應外向探索為是。

推開理論之門，接下來的問題不僅要釐清黑髮物質在哪些食材中，還得找出哪些食材是對黑髮沒貢獻甚至起破壞作用的？更得解釋其功效的機理。又如導致白髮時人們的飲食究竟發生了什麼情況，致使缺失了那些黑髮使者？那些一生黑者和白髮早發、多發者在飲食上究竟有何差異？還有一大堆問題需要處理。

六、欲知山中事 須問砍柴人——速度是白髮的重要推手

人類的高度自我性，使得許多事情不知比較就無法去定性或評價。當筆者發現黑白髮可能存在生長速度差異，中年以後人的頭髮生長速度要比年輕時快，也就想著如何去求證結果。然而，通常醫學研究要證明人際間髮色的速度差異，要展開大樣本的社會調查才可能得出有說服力的結論，需要耗費相當的人力和物力。而筆者這樣搞獨立研究的，因條件所限要力避這樣的方法，當然也嘗試去問過一些人，卻發現問了也只是個參考數。那些留披肩長髮的女性，答了大約多長時間剪一次髮，聽完後也傻眼，搞不清剪掉多長，也不知兩次留髮長度有無差別。男性回答的也只是個大約的天數間隔，會在哪天去理髮有隨意性，遲幾天早幾天很平常。於是，筆者總希望有一種資訊獲取簡便又有說服力的方法去取代。

終於在某天突然腦中靈光一閃，何不去問問街頭理髮師，看他們是否對頭髮生長速度有感覺。筆者平常理髮經常找街頭理髮師打發，跟他們混得很熟。上世紀七八十年代的鄉村理髮店，還是鄉土新聞中心，在店裡排隊理個髮能獲知許多奇聞趣事，那裡邊的師傅總有見聞甚廣的智者。談論髮事，街頭理髮師最有「髮」言權，他

們閱頭無數，若平時對髮速有感覺的話，那將是超越大樣本調查的可信的比較鑑別結論。欲知山中事，需問砍柴人。在某次理髮時也就把自己關於頭髮生長速度的推測向「髮」師和盤托出，不料理髮師聽後脫口就回答，「頭髮滿白者，頭髮長得既粗又快」。我這不恥上問，竟然立刻得到了理想的結論，進一步與理髮師的交談中，我依理推論出的「髮事」結論，「髮」師全部給了正面肯定。

隨後，生活中遇到送上門來的有趣案例自然還要趁機查驗。一次替朋友家修房監工，見倆 30 來歲年輕小工，頭髮分別是一個黑一個花白，就對兩人說了飲食與白髮的關係及黑白髮生長速度問題，那黑髮小夥子聽後大樂道，「我倆同住一屋，我是 50 天理一次髮，白頭的小夥子是不到 20 天就得理一次」。兩小夥留的是平頭，所言可信。

也會碰見驗證「髮事」讓人搓火感歎的，單位有一年屆六十的女同事，仍是滿頭黑髮，自稱如此年齡仍黑髮如故全賴遺傳優勢。我言及黑髮者在頭髮生長速度上比有白髮者要慢得多，她立刻反駁道，她的頭髮長得可快了，45 天就得理一次。——暢通的高速路上以 80 公里時速駕車，竟說自己開得太快了，存心想活活氣死筆者矣。不過，能準確說出自己理髮間隔天數的，已是心細之人，筆者自身對兩次理髮間的時間只能用個把來月表述。

人的頭髮生長存在速度差，國內較早期關於頭髮生長速度的報告是每日 0.3 ～ 0.5 毫米，現在查資料報每日 0.3 毫米的最多，個別的研究報上限到每日 0.4 毫米（未見有研究者把髮速與白髮關聯起來）。筆者認為，隨著營養的提高許多人的頭髮生長速度已增快，偏快生長者每日生長要超過 0.5 毫米。至少筆者的頭髮生長速度中年後就一直超過 0.5 毫米，每天早晚要刮兩次鬍子。別看這只是每日差 0.1 毫米、0,2 毫米的，一計算實際速率，髮速快者比髮速慢的要相差近一倍了。前述倆小夥子頭髮生長速率要差 2 倍以上。這種

頭髮生長的速度差，在黑色素供應充足大家頭髮都黑時，會不覺得如何，但在供應短缺時頭髮長得快者會快速站到白髮隊伍裡去。頭髮生長速度差一到兩倍，也就意味著維持黑髮所需的黑色素量要差一到兩倍，這可是導致髮色方向性改變很重要的因素。另外除了頭髮生長的速度差，實際上許多白髮者的頭髮不僅長得快而且變得比原來粗了，這一變粗了意味著頭髮的外周面加大，每根頭髮成黑所需的黑色素更多。

生活上，工資收入比別人多一到兩倍的，在消費品便宜時高低收入者過日子好壞不明顯，但遇到通脹時，低收入者日子會過得捉襟見肘，那高收入者過日子就不太受影響了。

從發現理論的角度看，重要的奧妙在於得出頭髮黑白轉變中有兩個重要因素，體內攝入的黑色素數量和頭髮生長速度。這兩個因素發現了，許多困擾我們的頭髮問題也就迎刃而解了。

七、非裔人髮事探查——驚現巨大的族群「速度差」

當筆者發掘出飲食決定髮色理論，並擬據此去橫掃人類「髮界」各種問題時，卻遇到了難過的檻。尤其是把視線移向非洲裔人頭上時，迷惑接踵而來。其中之一就是北京街頭看見不少非洲裔女性頭上接編有許多有趣的小辮子，而如果她們的頭髮生長速度像我們那樣按較慢的每天 0.3 毫米長的話，編上小辮子後過個半月或一月的，那些小辮子就鬆垮飄起來了，這就很難想像費勁花錢在頭上去接上那麼多小辮子。另一讓人費解的是，按本書理論去解釋非洲裔人的黑髮如墨雲，非洲人普遍以富含黑色素的木薯、大豆為主食，非洲的特殊地理環境，使生長在那塊土地上的作物接受高於其他地方二倍的紫外線照射，因而有理由認為獲得黑色素容易且含量也高些。然而同樣按本書飲食攝入決定髮色的理論，又會出現難以解釋的現

象。當非洲裔人離開祖籍地,如移居於美歐或東亞等地時,由於日常食物與原籍地的不同,按理應該出現髮色較快退化問題,然而現實中卻較少看見此種現象的發生,生活於歐美的非裔人照樣黑髮傲人,即使有少數混得好的可見白髮,其白髮程度也遠比其他種族人變異得慢。非裔人的黑髮竟還能突破時空局限,在離開富於黑色素食材環境下,仍可「黑髮堅堅」,或至少比其他種族人褪色得慢,這是什麼「法力」?

以上兩個疑問事例表明髮色問題還另有玄機,思量中,理智告訴我,富含黑色素的食材與黑髮之間的緊密關聯理論不可能是錯的,但應該還有另一種因素影響著髮色變異。找到那個特殊的原因,才能使本書理論可以「歸零」地驗證。那就是存在於不同種族間的頭髮生長更大的速度差。若果真如此的話,問題就可以理解了,據此也可把理論發現推向縱深。

鑒於語言不通不便去找梳辮子的非裔女孩詳問,筆者就把目光投向現代網路,看能否找到一些有關非裔人「髮事」的資訊。直接的醫學界關於非裔髮事理論查不到,但在生活類議論中找到了一些佐證。有關注非洲裔「髮事」者給出的結論是,許多非洲裔人其頭髮長到 10 公分左右就不再長了——這是限制性生長的頭髮:有曾經與非洲裔人同寢室生活過的人,感歎非裔人士生活省錢,他理了 5 次髮,非裔同室才需要理一次髮——這表明有非洲裔人群頭髮是非限制性緩慢生長的,生長速度要比亞裔人慢 5 倍左右。有意思,頭髮限制性生長,在我們所屬人種上,只發生於約 50 歲之前時的體毛上,50 歲之後我們中有些人才會體毛進入限制性緩慢生長狀態,而這些竟然在非洲裔人頭髮上就分別存在了。這說明非洲裔人頭髮限制性緩慢生長的,維持黑髮所需的黑色素量比我們要省 4 到 5 倍都有,那些頭髮限制性生長的則更是省得一塌糊塗了(當然,非裔人中頭髮生長速度也有與我們差不多的)。如此也就能解許多讓我們

困惑的非裔人頭頂之事。非洲當地坊間有關於什麼樣的非洲人是正宗的非洲原住民之議，其關於從髮質去判定的方法，實際就是指原住民頭髮當是限制性生長的意思。

黑白髮之間存在生長速度差，不同個體間毛髮生長存在速度差，而且在不同人種之間還存在更為懸殊的毛髮生長速度差。非洲人普遍的頭髮代謝速度緩慢，比我們慢幾倍的頭髮生長速度，使多數非裔人有著超乎我們想像的強黑髮力。這實在太厲害了，非裔人的頭髮不僅黑，而且還非常節省黑色素，以至於到了黑色素相對貧乏些的地區生活，他族人黑色素拮据，非裔人卻能細水長流，護髮有方。

非裔人普遍的髮速緩慢從現在看是一種神奇的現象，其成因當是長期環境和進化適應所致。從本書的理論看，黑髮的特徵之一就是頭髮生長慢一些，這是考察普通黑白髮之間差異後的發現，而從非洲人演繹出的髮速超級緩慢來看，應該還存在髮色變化機理上的兩極分化現象。人類在長期穩定而持續的充足黑色食材供應環境下，千年萬年的進化演繹中黑者愈黑，髮速世代間不斷趨慢，良性回饋接力推進，一黑到底能出來幾倍的速差。而另一極的演繹是，一旦出現白髮後，白髮進程會有加速的趨勢。這有點類似我國關於一些生理功能存在「用進廢退」現象的表述，是我們不希望出現，實際可能已經在展現的情況。

讚歎非裔人在髮色維護上的優勢，並不是說非裔人就不會白髮，再有利的先天條件也架不住老吃那些缺乏黑色素的食材，最終也會有白髮。

當弄清楚非裔人的毛髮生長速度時，回過頭去再想非裔女孩頭上的小辮子，不禁啞然失笑。擔心人家辮子鬆脫，著實是瞎操心，應該沿著「疑惑」進一步勾連推演，那就可得出非裔人頭髮生長速度必定非常的緩慢，人家哪會傻呀，是咱自己犯傻！

筆者北京居住地靠近對外經濟貿易大學，能常見非洲裔人，自

關注飲食與髮色的關聯後，每在超市見非裔人士購物，就相隨觀察一程，看其究竟買些什麼東西，讓我有些安慰的是，幾乎未見非裔人士只往購物筐裡裝肉食的情形，總會有麵包入選。作者會經常觀察菜市場或超市進出口人們的髮色和菜籃子的食材，以期去驗證飲食與髮色的關聯，當然，這種觀察法，就單次觀察的結論講並無特別意義，但長期的觀察結論就能說明些問題。那些白髮較多的人往往買的東西裡總不乏肉、水果、蔬菜的身影，而那些已過中年頭髮仍黑者，則其菜兜裡總有主食躺著。換一種觀察路徑結果也一樣，即先看菜籃子再看髮色。曾有一次筆者看了對面來的年長女性菜籃裡裝的，料她髮色當白，一看卻是黑的，心有不甘，靠近再看髮根，哈哈，白的。讀者有興趣的不妨如法炮製觀世態，看結果是否如作者言。

　　我國人群中髮速極慢的也存在，筆者接觸過三四個月才理一次髮的留短髮人，但估計髮速這麼慢的在人群中比例應該較低，查不到具體的關於髮速的調查報告。

　　總的看，頭髮生長速度，一是存在人種的族內差（群內差），二是存在人種的族間差（群間差），三是存在黑白髮速差（黑白髮齊聚頭上，該速差照樣展現）。

八、非洲裔人膚色大揭秘

　　黑色素問題上一個挺誤導人的現象是，來自農村的學校讀書人於暑期回家幹農活，在赤日炎炎下如光著膀子幹活的話，也就一兩天就把皮膚曬「黑」了，對此普遍的解釋是皮膚由於強烈光照而增加了黑色素才黑。相應地在解釋非洲人的皮膚為什麼是「黑」上也是認為，非洲是熱帶高原大陸，光照充足，太陽直射時間長，氣溫高，紫外線強烈，原住民經過長期進化選擇，形成了含黑色素多的

皮膚，目的是為了吸收陽光中的紫外線，保護皮膚內部結構免遭損害。筆者對這些流行的認知持反對意見。首先，用黑皮膚形容非洲人不妥，非裔人的皮膚和我們被曬黑時的皮膚一樣，準確的描述應是古銅色或褐色族譜；其次，人體在皮膚被太陽光強刺激時會作出反應，但人體沒有也不會調動黑色素到皮層，人體更不會曬出黑色素來，所謂吸收紫外線保護內部結構之說，經不住推敲，存在悖論。深色皮膚更易吸收太陽光能，聚積黑色素於皮膚那是在自找麻煩，會更使皮膚在陽光下升溫，機體不會幹這傻事。筆者認為，曬黑的皮膚和非洲人的褐色皮膚不過是皮膚的曬灼傷或熱反應現象。熱反應使物質變黑的現象很常見，我們吃的米麵溫度過高時都會碳化變黑，而這種黑與黑色素無關。誠然熱反應色變皮膚內的深色色素多些，但它與滋養我們黑髮的黑色素不是一樣的物質。

　　處於赤道地區的非洲原本是黑色素最富有的地帶，居住於那兒的人，皮膚裡毛囊周邊黑色素多一些是具備支持環境的，但這與皮膚整體黑些無關。褐色的皮膚也許只是一種無奈的演化結果。從生存適應的角度看，反正要曬黝黑的，又能如何？就是不固化成基因，長期農村幹活的不也是古銅色嗎？人體不會通過黑色素吸收過強的紫外線去玩火，把外力吸進來再化解掉那是武俠小說裡描述的事情。對深色皮膚反倒是說成吸收利用點「嗟來之能」還講得通些。非洲大陸的紫外線照射強度是其他地區的兩倍，生活於那裡的人類是不可能進化出吸收紫外線的生理功能性結構的。非洲人進化演變出來抵禦過強陽光的生物機制不是通過要命的吸收紫外線，而是他們臉及皮膚上特有的油脂，通過其反射及汽化阻止太陽光照入體內，這才是起著防曬霜作用的生理盾牌。在陽光下極易失水的河馬，進化出抵禦太陽光的辦法，就是靠分泌出一種紅色粘液。

　　一些研究人員關於非裔人皮膚「黑」，以及為何「黑」的進化學解釋是很流行的理論，未見有人質疑過。但筆者認為該理論是一

種想當然的假設理論，因為科學界到目前為止並沒有搞清楚黑色素究竟是什麼東西，其分子結構和理化狀態如何也不知道，是不可能經檢測或顯微觀察得出皮膚裡存在黑色素聚積層的，即使發現某個顏色深一些的層，也無以斷定那就是黑色素聚積層。

其實皮膚黝黑不是非洲人特有的，生活於光照強烈的赤道附近原住民，臉部呈現黝黑是一個很普遍的現象。這種黝黑與人種學沒什麼關聯，屬於特定地理環境下的皮膚特徵。

在網查非裔人膚色問題時，看見有線民反映，很奇怪一些在中國的非洲裔人夏天喊熱，難不成咱中國比公認的熱地非洲還熱了？在非裔人士皮膚內黑色素吸收紫外線的傳統理論影響下，自然會對非裔人在中國喊熱感到迷惑，但按筆者的理論解釋就容易說通。非洲人估計也受錯誤理論影響，以為自己真有吸收化解紫外線的功能，那就糟了。深色皮膚吸收太陽光肯定比淺色皮膚厲害，離開非洲，以為脫離了熱輻射強烈的本土，愛美一點把臉上油脂擦乾淨，這是去掉保護層，露出本色皮膚之短，也就會感到比在其老家更熱一些。值得注意的是，體表可防太陽光的油脂，到了濕熱地方，原本就會大打折扣，去之則更糟。這就是有的非洲裔人到了溫度沒比他老家高的國外卻會抱怨太熱的原因。

從紫外線的物理特性看，它是指電磁波譜中波長從 10nm～400nm 輻射的總稱，紫外線對一般細菌、病毒均有殺滅作用，其消毒的科學原理主要是破壞微生物的 DNA 結構，使之失去繁殖和自我複製的功能，從而達到殺菌消毒的目的。紫外線這些波長很短的光波，能量很大，比紅外線能量要高，但特點是穿透性差，還沒到達物體的時候就容易散射分散。之前的醫學界就可能因為看見紫外線對 DNA 的破壞作用，而猜想著非洲人的皮膚裡搞了一個吸收或散射紫外線的保護層。而筆者之見，應對高能量的紫外線採取吸收保護的辦法不妥，而是針對紫外線易散射的特點，用油脂汽化保護才是

合情理的。動物經由漫長進化而定格的生理功能，最終都是符合科學原理的，人類機體的適應性進化也不會例外。

　　之所以在此談及皮膚曬黑和非裔人的皮膚顏色問題，是因為筆者懷疑，就是對這些現象的不求甚解，給出的錯誤解釋讓大家習以為常，才使得許多研究黑白髮的人陷在人體內部機能的迷宮裡出不來。曬太陽都能曬出黑色素來，表示人體具有黑色素內生合成能力，也就不會去聚焦外源性的飲食問題。

九、白髮不禿頂 禿頂不白髮──髮量會影響髮色

　　一位河北籍的朋友告訴我，在其老家有民間諺語曰，「禿頂不白髮，白髮不禿頂」，筆者聽此言大為震驚，妙，實在是妙。頭頂頭髮脫沒了俗稱「禿頂」，有人總結感言禿頂者不白髮，這是民間有心人對黑白髮現象的總結，言簡意賅，雖僅是概言黑白髮現象，卻飽含有及其重要的理論意義。禿頂者往往不白髮，白髮者往往不禿頂，其實是道出了黑白髮與頭髮數量間的關聯性，禿頂者少了一大塊管轄領土，少了很多吃貨，黑色素供應負擔輕，而且頭頂光禿的面積越大，剩餘四周的髮色就越不易產生黑色素短缺，容易黑。頭頂「中央」有一大塊無需餵養黑色素之地，自然「地方」的毛髮財政收入就充足，帝國的黑色素供應就能夠維持支撐些。而所言白髮不禿頂，大家去街面上看看那些滿頭白髮者，多見那頭髮不僅白，而且相當地茂盛。作者感歎的是，要是我們不以黑白論英雄，改以頭髮數量論英雄的話，滿頭白髮者那是最牛一族。

　　人體鬚髮由於其生長特性，是人身上黑色素消耗量最大的所在，頭頂中央區少了一大塊頭髮，等於需供養的頭髮少了有近半，滿髮者可能出現黑色素短缺時，禿頂者的黑色素還綽綽有餘呢！

　　在黑白髮理論世界，胡亂歸因現象層出不窮情之際，民間諺語

所指黑白髮與數量間的關係，實在值得我們點贊。對解開髮色變化機理提供了非常有參考價值的見識，它實際已揭示了整個黑白髮理論很重要的一環。

當然，禿頂不白髮，這諺語的準確性在過去覆蓋率很高，過去社會飲食條件下，人群白髮原本發生得少，禿頂者自然更不易白髮。在當下則既禿頂又白髮的人也不少了。現在社會飲食結構的巨變，使得一些禿頂者也難免白髮蒞臨。當人們大量攝入致白性食材，經由食物攝入的黑色素呈減少趨勢至嚴重短缺時，少一半供養體也不行了，剩下的「地方」頭髮仍然會白，但會比不禿頂的白髮來得遲一些。

十、鬚髮多者護黑艱難——白髮先鋒人

沿著「禿頂不白髮，白髮不禿頂」路引，可以進一步得出多項有意思的理論發現。頭髮數量稀少的人同樣會有一定的黑髮優勢，換言之，頭髮數量多的黑髮維持起來任務就重一些。有鬍子的人會比沒鬍子的人護黑困難些，絡腮胡的又會比山羊胡的更困難，如若再胸毛、體毛都茂密，則是人中高級「易白人」了。

雖然體毛的黑色素消耗量有限，但體毛多者比起體毛稀少的畢竟多了些負擔。多出許多鬍子事態就嚴重多了，鬍子是非限制性生長的，單位面積每日所需黑色素和頭髮一樣，也即鬍子多對黑色素的供需壓力要比體毛強。鬍子影響黑色素供應平衡的權重由鬍子多少決定，滿臉鬍子者帶來的供應負擔較重。滿髮加多鬍子加多體毛，加起來需要的黑色素總量就更多。黑髮不利因素占全者，在相同性質食材和相同飲食結構情況下，進入中年後想維持全黑的難度比鬚髮少者大，容易早些產生白髮。

有沒有鬍子，臉部須毛多少，體毛如何，個體間存在差異，細

分的種族間也存在較為明顯的差異。中東阿拉伯國家男性較多濃密絡腮鬍子男人，這也是全球髮色變異存在區域特點的原因之一。西方人普遍的體毛較多，應該是影響黑髮維護困難些的因素之一。我國人群總體上體毛不盛，絡腮鬍子者也較少。

富於體毛對髮色變異的影響從個體上看似有限，這是和自身黑色素胃口更大的頭部毛髮相比而言的，但富於體毛人群和那些少有體毛或基本沒有體毛的人群比，則是額外多了一個負擔的，人群間的差異就較大了。個體毛髮總量多的，黑色素需求量大，自然在黑色素短缺時更易餓著大夥，毛髮總量少的也就抗餓些。既沒有鬍子，手上、腿上、胸部都沒啥毛髮者則其頭髮髮色容易黑，因為其黑色素消費支出負擔輕，身體容易搞得定。——該條規律適用所有人種。

如果說，白髮問題可以跟基因扯上點關係，則人的鬚髮、體毛數量上的差異，可以勉強稱得上是有關護黑難易的先天條件。

但作者認為，鬚髮、體毛多者護黑雖難一些，卻並非做不到一黑到底，從理論上講，只要經由飲食攝入的黑色素量足夠，就可以到老也沒有白髮，只是現代人們追求的飲食「進步」實在難以保持在黑色軌道上不偏離。

十一、人種髮色差異與飲食和體征關聯分析

白髮是人們飲食異化的結果，是對食物傳統構成叛逆的展現。白髮程度越厲害，表明異化和叛逆程度越高。

男性胸毛較多，是許多歐洲人髮色變異較早發生的一個原因。頭部以下體毛雖然數量可以很多，但這些體毛在個體早期是限制性生長的，到了中年後才有所突破，變得帶有非限制性生長傾向，且這種生長變速加快的程度較為有限。當我們討論什麼樣的人容易較早產生白髮，這是指基於生理特徵帶來的現象，是一種髮色易變性

趨勢，但僅僅是趨勢，與髮色變異至滿頭白髮，那是兩個層面的問題。體征上毛髮多的人，會在相同飲食構成與相同飲食比時比毛髮少的在走向白髮時變得快一些，而人們鬧到滿頭白髮支撐的飲食結構變遷，則是「通殺」的。在具體毛髮色變狀態上，前者傾向於自然白髮，通常是「間白」或「花白」。當人們選擇了嚴重缺乏黑色素的飲食生活時，無論什麼人種，無論個體毛髮多少都將對黑髮「殺無赦」。

黑色素在目前還是一個模糊概念，只是推測與哪些物質相關，並不知黑色素的形成機理。本書對黑色素的界定，認為應含有兩方面內容，一是可以肯定的影響髮速的植物雌激素；二是目前只能模糊表述的與碳元素相關的無機物。

十二、頭頂的城鄉差異

儘管最近幾十年由於農村生活的大為提高，使得鄉村居民的白髮現象有所提升，但在上歲數人群中，顯然農村人的白髮進度明顯要慢於城市人，這一結論可以從關注電視畫面中出現的城鄉老人頭髮狀況對比上得出。出現差異的原因，自然是城鄉老人之間的飲食結構不同所致。

居住於傳統村落裡的老人，最普遍的是灰白，就是八十來歲的也是如此，少見有滿頭白髮者。而在城市老人中滿頭白髮者就較多。隨著農民經濟狀況的提升，那些有能力多吃肉類和水果等物，且確實那麼做了的老人，就會是村民中的白髮先驅。

農村老人中如有滿頭白髮者，則考察其背後的身份和飲食通常有異於常人之處，要麼是本鄉本土的公職退居人，要麼是家境向來較好平時講究吃的人，有的則是大城市人退休後到鄉下定居的。

世居的農村人通常不會排斥主食，糧食攝入量多，而現今的城

市人少吃主食多吃蔬果、肉類、牛奶的現象較盛，這是現代城市年輕一族，早生白髮的最主要成因，也是導致黑白髮城鄉普及率不同的最主要根源。而無可否認機關幹部們又是城市人裡相對接觸致白食物更多的一族，白髮發生率又會更高一些。在一些報導機關幹部下鄉扶貧之類的電視節目裡，可發現有意思的現象見證，那些在鏡頭裡哇哇講的，白髮較多，一看身份標示，往往是政府機關的幹部或領導，而村民同年齡的則頭髮黑黑的。有趣的鏡頭是，農村老太婆拉著到訪的首長之手，心疼首長年齡比她小，白髮卻比她多，讚歎是為百姓操勞太多！──其實那白髮與操勞無甚關聯，全是飲食鬧的。

十三、拳怕少壯──年輕人黑髮原委解析

本書的理論認為，年輕人頭髮黑的原因一是其頭髮生長速度慢，二是頭髮細，三是年輕人代謝旺盛食量大。頭髮的一慢一細使得對黑色素的供給需求相對不多，而吃得多從食物裡獲取的黑色素卻多，年輕人黑色素消耗少而獲取量卻多，這一少一多也就使得年輕人頭髮常黑，不太容易發生白髮現象。這猶如人的生活，會過日子省錢卻又不缺錢，這日子自然就好過了。年輕人，尤其是年輕男性，不吃主食光吃菜、水果、甜食過日子的人不多，較少發生飲食性黑色素短缺，中年以後重視講究生活品質，飲食反而會容易出現結構性問題，加大產生白髮的可能性。年輕時的頭髮生長速度慢，表明頭髮的限制性生長的控制力度強，追究其原因，應該與青年期雌激素分泌的旺盛抑制了雄激素對頭髮生長的負面功能相關。再往前追溯，人之初，髮速本慢，這種慢速也有慣性，有較長期的髮色保障功能。雖未見關於幼兒頭髮生長速度的研究報告，但能見許多年輕母親不知就裡求解其孩子頭髮長得太慢的原因，其實這不是孩子缺什麼了

導致頭髮長得慢，是正常現象。

　　除了年輕人雌激素分泌旺盛給黑髮添了正分外，另一很重要的因素是「飲食比」的作用（食量大的另一理論性分析）。人類的代謝從年輕到年老是一個緩降過程，年輕時代謝強，飲食比（食量和體重之比）大，吃得多，經食物獲取的黑色素也多，頭髮就易黑。而年老時代謝需求下降，飲食比趨小，從食物裡獲取的黑色素變少，頭髮就易白些。但從人群的髮色分化看，飲食比隨著年齡增大而遞降的趨勢並不必然導致所有人會白髮，出現分道揚鑣還要看個體一生所持的飲食結構狀況。如果個體在年輕時秉持的飲食結構中以糧食為主的「黑食」占比在黑髮所需的平衡點之上，年老時雖吃少了，黑色素收入下降，但所攝「黑食」還掉不到平衡點之下，則這些人仍能在年老時黑髮如故。如果年輕時秉持的飲食結構中以糧食為主的「黑食」占比正好在黑髮所需的平衡點附近沒有餘量的，則這些人在飲食結構大致不變的情況下，進入年老時就會產生適度白髮。若越過黑白拐點後，致白性食材占比加大的話，就一路白下去沒商量了。——年輕時大家吃得都較多，那個飲食結構問題不顯像，頭髮大家都黑，當年老飲食趨少時，就有涇渭線問題了，這還頗有點患難見真情的意思。

　　對人體的黑髮功能，我們希望它有較強的主動性調控能力，或者至少在白髮初現時通過什麼手段去刺激一下機體，讓它的相關功能再活躍些，能力再強一些，以阻止出現的白髮進程，就像我們通常對待功能下降了的機器，採取清洗一下再上點機油就又歡快運轉了，那該多好。然而，人體在黑髮問題上並不像我們希望的那樣富於能動性，也使我們會抱怨身體在黑髮上沒有什麼主動調控力，保佑我們頭髮常黑，就那麼多吃點肉、水果、糖什麼的，頭髮就顯白了。

　　其實，從上面的分析可以看出，人體保持黑髮所需的主食攝入

量並不十分苛刻，並非容不得半點懈怠，是留有「黑食」減量空間的，否則無以有一路黑髮的老年人。白髮者抱怨機體存在不作為缺點實際是一種歸因上的方向性錯誤，我們的身體代謝誠實而勤懇，它只是充當加工者的角色，進口投什麼料，出口產什麼貨，不會投桃報李。要怪只能怪我們自己，是白髮者的飲食結構改變超出了機體的自然修復能力，非其不為乃不能為也。我們要反思的是，不是什麼稍稍多吃了點肉、水果什麼的，而是對飲食結構作了顛覆性改變所致。隨團去旅遊，跟丟了，不是導遊沒找過你，而是你離開團隊太遠了。司馬遷那麼聰明有見識讓後人尊敬，為什麼還被「宮」了呢？有後人歎言，非其不善明哲保身，實在是所處環境太過惡劣。

十四、氣人的黑白狗——拗口的邏輯關係

每當作者向人講起，人的黑白髮最終是由食物決定時，不少朋友表示難以贊同的實例就是追問黑白狗現象，同窩所生，吃的東西也相同，為什麼有的是白狗，有的是黑狗？這確實是個讓人頭疼的問題，也不能用簡單的幾句話就可以解釋，且作者也只能作出試解。首先是拿黑白狗現象推論人類髮色的變換莫測，在邏輯上並不妥。黑白狗是一生下來就呈現毛色差異的，人基本不存在天生的黑白髮差異，拿天生的動物髮色差異去類比人的後黑白髮變化差異，問題本身就不對應。與之對應的應是人類間的臉型、膚色、高矮等的差異。

黑色素與物種毛髮代謝特點之間的邏輯關係有些拗口，具備黑色素的食材與毛髮是否黑，前者是必要條件，但不是充分條件。也即邏輯上所指讓人頭暈的「無之必不然，有之未必然」關係。俗話講就是不吃具備黑色素的食材，毛髮無從變黑，但吃了黑色素的食材毛髮卻未必一定黑。這種邏輯關係主要體現在動物身上。具體到

哺乳動物毛髮顏色上講，動物具有黑色毛髮，則必定在食物攝入中含有較多黑色素，否則無以使它具有黑色的毛髮。也就是動物食譜中如果所含黑色素很少，那麼該動物再怎麼毛髮變異也變不出全黑毛髮來。我們可以見到老虎所謂基因變異出現白虎，卻看不見老虎基因變異成黑虎。食物中具有黑色素，未必其毛髮就一定呈現黑色，因為它可以不具備黑色素加工表現能力或者說不開啟某項代謝功能。這就是食物中含有黑色素是毛髮黑色的必要條件，但不是充分條件。應該說，要用此邏輯關係去解釋動物毛髮為什麼可以黑而不黑的情況並不多。通常哺乳動物的絕大多數還是遵循富含黑色素食物與毛髮黑色之間的對應關係。人類無論哪個種族，都遵循著飲食與髮色間的必然聯繫。真正的科學是不應該有例外的，一些所謂的特殊變異現象只是我們還不明白其中的奧妙而已。筆者反對那種簡單地拿個別動物存在的「有錢不花」現象去渲染人類髮色變異的「變幻莫測」。

狼犬及其他野生的食肉動物可以狼吞虎嚥進食，因為它們的消化系統不同於人類，消化液是高酸性的，高到可以蝕解獵物的骨頭。而人類的消化液是高鹼性的，雖會分泌胃酸協助消化，但酸度無法與野生犬科動物比擬。家養的犬會與野生的有差別，但其消化液的酸性足以高出人類許多，能高效利用食材中的黑色素。

大多哺乳類動物的代謝速度遠比人類要快，自然其壽命也就短。狗的壽命一般為十多歲，不到人類壽命的五分之一。犬類較短的生命期，還沒等到髮色可能變化時，生命就終結了。其飲食比要數倍於人類，一隻15公斤左右的狗，每天的食量要與普通成年人差不多，意味著犬類及其他某些哺乳動物經食物獲取的黑色素在數量上也要數倍於人類，所以才有作為人類食物時評定為低含量黑色素的東西到了動物那兒被吃食卻毛髮會黑得歡一些的原因。這也就是我們拿髮生在動物身上的食料→髮色現象去審視發生在人類身上時需要注

意的地方；另一現象是動物身上的黑色毛髮，其換毛的頻數和量度都要少於其他雜色毛。如黑狗的毛髮並不每年整體置換，通常只會有一層薄毛脫落。可以說動物的黑色毛髮帶有一定的限制性生長現象，背後的原因，就是其所吃食譜中的黑色素含量難以支持再現黑色毛髮之故。而人類的頭髮則是非限制性生長的，黑髮維持是在每天都要消耗黑色素中進行的。

在動物界照樣存在白色毛髮長得快一些的現象，人類也利用了這一特點，從兔子、羊身上剪毛用之。看不見黑色動物毛髮被剪下來廣泛用於人身上的，因為動物長些黑毛也不容易，咱把它剪下來，動物就禿了，很難再長回去。有理由相信，白色毛髮的生長比重彩毛髮和黑色毛髮少了一道著色工序，長起來方便快捷一些。

最後想補充說一下的是，經作者仔細觀察發現，許多被我們隨意稱為「黑」色的動物，其實並不是真的像人類髮色那樣的黑色。一些所謂的黑狗、黑貓、黑豹等，真正的毛色應該界定為深藍、深紫才是。我國傳統武術招法「黑虎掏心」中的黑虎，其由來應該是誤把深藍色的豹子當老虎了。作者曾訪問過街頭牽著同種黑白狗的主人，其稱所養黑狗毛色為藏黑。藏黑色是一種黑與藍的過渡色，黑色為主略帶藍色。我們對紫貂和藍企鵝，叫得就細緻，沒有因為挺像黑的就叫黑貂或黑企鵝。人類的黑髮最確切的描述是褐黑。我們肉眼看上去黑乎乎大致差不多的深藍、藏黑、紫黑和褐黑，其由來可大為不同。藍色和紫色能從食物骨質裡面取得，褐黑是從植物根莖塊和籽實中取得。人類的生理特點通常是無法去利用動物食材中的骨質內容，而許多肉食動物就不一樣了。筆者總覺得有某些肉食動物身上被我們稱為黑色的毛髮，並不是人類髮色的「黑」，但無法做到一一去區分。

動物黑色毛髮與人類黑色毛髮從由來到生長存在一定的差異性，用帶點哲學味的語言描述是，黑白髮理論覆蓋解釋至動物身上

時，存在量的差異，但不存在質的不同。狗是雜食的，若是純肉食的，不會出現同母所生的黑白狗。

十五、為何夫妻同鍋吃飯會髮色不同──食相遠的由來

夫妻髮色大相徑庭，一方髮色墨黑，一方頭髮白得厲害，這是較為普遍的現象。個中人見到本書理論，一般會發問，夫妻長期同桌吃飯，為何髮色各異，這不是基因決定，還會是啥呢？

筆者曾在《深度減肥》一書裡談過，同吃桌餐時，同用一桌菜肴，各自筷子伸向哪盤菜為多，吃多少，喝不喝酒，喝多少等，最終對各人的健康影響度不同。家庭飲食中也面臨同樣的問題，菜肴的取捨、吃食量，喝不喝酒、喝多少，主食量誰吃得多些，誰甜品和水果量多又經常吃等因素，自然會帶來髮色以及健康的食相遠現象。

京城與筆者經常保持互動的一大學同學，其家我同學與他夫人同歲，然女主人頭髮早白得厲害，而老公卻滿頭烏黑，老公家的二個小叔子也是黑髮滿頭，又那婆婆年近八十了頭上也幾無白髮，女主人那個感歎呀，認為這要不歸結於遺傳基因還能怎麼解釋？老公可是和她一個鍋裡吃飯的人哪，飲食結構差異能差到哪兒去？她對我自稱發現白髮奧秘，並言明機理，自然覺得不太可信。筆者自己對這等存在於朋友家的「反白髮原理門」自然也是甚為困惑，直到把黑白髮理論搞出來後，回想起一件事才有瞭解。那是多年前夏日的某一天，朋友告說老家的寧波楊梅來了，知我喜吃楊梅，讓我過去拿些。我前往他家取之，女主人出差了，就朋友在家，一共從寧波寄來兩筐楊梅，給了我一筐，並說另一筐留給另一好友。我道全分送掉了你自己吃啥？他說他不吃，平時也較少吃水果。──產自寧波余姚、慈溪交界地的楊梅是國內楊梅中的極品之果，鮮甜中略

帶微酸，筆者自體控後其他水果嚴控進食，唯楊梅上市季吃此物較為放肆，好在楊梅這東西好吃還含大量粗纖維，多吃些「果害」也輕。而朋友竟然能在好楊梅面前說不吃它，聯想起以前知道的朋友正餐吃麵條能幹掉一大盆，再我這朋友臉上不長鬍子，手和腿上也光滑無毛，需要消耗黑色素的地方相對較少，不像我這樣跟毛人似的黑色素需求量大。不吃或少吃甜的東西，相應地主食量就保持較多，黑色素的攝入自然也多，供養毛髮又少，這才是朋友年過五十髮不白，以及影響朋友成就此等好習慣的其母能年近八十頭髮仍滿黑的源頭機理。我把這些發現說與同學白髮老婆聽，問她這些飲食結構可與同鍋吃飯的你家老公看齊了？女主人大樂而無語。

何以大樂矣？智者聞黑白髮之別實為飲食結構之差，即悟其之前關於白髮早現為衰老標誌之慮乃是被不實流言所誤，自然心情大好。

對飲食中究竟吃了什麼、吃多少等細節問題的考究，在我們人類自身上容易被忽視，在許多動物身上我們也是細究不夠。牛、羊、兔子等食草動物，我們只是看到他們低頭吃草，卻少有關注這低頭吃草中吃進的內容是有區別的。不同種動物之間，有差異自不必說，就是同種同群的食草動物也會因吃草部位的不同，而毛髮顏色不一樣。山羊吃草會吃根，綿羊通常就不吃根，可要問那黑毛綿羊究竟是否會吃點根呀？估計放羊人也答不上來，筆者也沒去實地研究過。其實，就算是不刨根吃，吃草時不只吃嫩葉還會把地上部分連同莖稈全吃掉，毛色也會深一些。有些食草動物還喜吃草籽穗，而草籽對動物毛髮顏色的影響更大，因為桿徑裡有些許黑色素，帶種子的穗裡富含黑色素。斑馬的食性動物學家已有表述，擅吃草的長桿徑和種子穗，這就是斑馬黑色條紋的由來。也即白色綿羊基本只吃草葉，黑色毛較多的綿羊會吃桿徑及種子穗，而所食草料中葉、桿徑、穗的不同比例就是同一群綿羊中會有毛色差異的根源所在。所謂天

使和魔鬼都在細節中，那些被我們忽視的吃食細節，都可能實際影響著人和動物的健康和毛髮顏色。

人們對同吃一鍋飯的夫妻健康差異不奇怪了，對夫妻同鍋吃飯的髮色差異卻心持奇怪，原因是認知背景不一樣，在飲食與髮色關係上，之前沒有理論闡述食材是有髮色致黑和致白區分的。

十六、自然白髮現象探析——人類的動物學髮色定義

人類究竟是否存在自然白髮呢？這牽涉到人類的動物學髮色究竟怎麼樣問題。儘管我們都認可老了白髮是很自然的事，但筆者認為老了可以適當有點白髮，也可以沒有白髮，若老了白髮較多，還是屬於人為髮色演變（此處之老，可指 70 歲以上）。現代人的白髮早發、多發以及老者的滿頭白髮都不應是人類的毛髮本色。人類的動物學髮色應是黑（褐）色為主基調，這是由人類的動物界屬食譜決定的。也即所謂的自然白髮，僅只存在於毛髮量較多者因年老食量下降時才可適量產生，除此之外的較多白髮都可以界定為是文明進步飲食變遷所導致。

所謂動物學毛髮顏色，是基於動物食譜而來的。野生狀態下的動物由於食譜較為穩定，其毛髮顏色也隨之較為穩定。作為動物家族一員的人類，自然也有其界屬的毛髮顏色。人之初，髮本黑，食相遠，髮乃變。人類的動物學黑髮基調，實際源自於幾千年乃至數十百萬年大致穩定的食譜——主要以植物籽實和根莖塊為食。人類的髮色變化根源也在於飲食結構的變化，這是我們必須重視的動物學原則。但作為高智商動物的人類，存在主動改變食譜的現象，這在富裕階層和富裕時期表現尤為明顯，人類在飲食上既存在時空上的差異，也存在地區間、個體間的差異，從而存在不同時期和不同人種間的髮色「後變化現象」。其實，即使是白種人從孩提到青壯

年時期也是黑髮為絕對主流，其他種族就更是如此了。我國早期有人把西方人描述為金髮碧眼，這影響後人的世界髮色評判，其實，要是我們去到歐洲或從電視裡關注一下西方人髮色，絕大多數是和我們一樣的黑髮。家族世代飲食結構沿襲缺黑導致的出生髮色就彩的，極少數。

　　一個被我們忽視的有趣問題是，作為動物中老大的人類，是唯一會主動改變自身食譜的物種。動物受智商和自然條件的限制，食譜和毛色基本恒定。我們在飼養動物時為了養好會參研其食性，儘量維持其自然狀態下的食譜。而對於人類自身，卻有些隨意，亂吃多吃很是普遍，不遵守人類的基本食譜，既危害了健康長壽，也讓許多人頭上髮色變換。

　　闡明黑白髮的變化原理，揭示白髮是可防可逆的，就是老了白髮較多也並非理所當然，這麼說是基於髮色管理，強調還是沒有攝入足夠的黑色素所致，並不表示年歲大了出現白髮要追究個體責任。理論是用於釋疑解惑的，不能去干預人們因被「發展裹挾」而難免發生的情形。

　　人類上了歲數時的適度白髮是可以發生的，沒有必要對適度白髮嚴防死守。這裡主要涉及兩個問題，一是上了年歲的適度白髮是否影響人類的健康和長壽（本書另文有論）；二是究竟什麼樣的適度白髮帶有演變的自然性，屬基本正常範圍內現象。

　　自然性髮色變化大致概括為以下幾個方面：自然狀態下人類因年老牙齒的不行，會少吃那些富含黑色素的堅果類食材，這會影響到髮色；人類生命進程中因代謝減弱，能量需求降低，普遍地會減少進食量，使得從主食裡獲取的黑色素變少而產生白髮；雌激素分泌的下行加速了毛髮生長速度，導致黑色素供應跟進困難而致適度白髮；全身毛髮多者，容易黑色素欠缺，通常會比毛髮少者白得早、白得快；因地域關係處於黑色素較少地區的人，加上以上所有綜合

因素，髮色維護更困難些。——但這些都是為白髮找理由開脫的總結。

從許多人七八十歲了，仍然滿頭烏黑看，強調我們年紀大了，功能衰退導致出現白髮，並不十分妥當。有理由相信，所謂的功能衰退性出現白髮，還是與長期「黑色食材」缺乏相關。那些八十來歲還能維持滿頭黑髮的老者，說明了人類一生黑髮是可以的。應該說，我們身體的黑色素加工能力是比較頑強的，通常要歷經數年的黑色食材「供給短缺」才會讓白髮生出，這相較於我們的消化系統已經強多了，因為如我們的胃，只要個把來月得不到固體食物，其加工能力就會減退而影響正常功能。所以，還得思考我們的飲食管理是否妥當，少去感歎人老色衰。

說到基因意義上的差異也不是不存在，但它主要表現在不同種族之間的頭髮生長速差，強調同一族群內的相關差異意義不大。而無論是族內差還是一定的群間差，背後都還是與相應的地理環境條件以及飲食取向重要相關。

十七、誰該為黑白髮變換買單——討厭的黑白髮理論

白髮是吃出來的，與基因沒有啥關係。歸因於基因，也即埋怨上一輩沒有給你好的生理條件，可父母的頭髮比你黑著呢，再往上追究推責，也許是隔代遺傳，可祖父母和外祖父母頭髮也比你黑。還要再往上追溯，那就是古代全社會的少見白髮環境啦。還是追究自身的飲食責任吧，不存在可供白髮者哭訴的墓碑。

年長者的黑髮也不是靠基因一路保障的。五六十歲了，頭上一根白髮沒有，而且通常其父母或一方七八十歲了也不見白髮，於是自己和外人都認為那頭髮常黑不白是遺傳的。人們頭髮的生物學特性，同一人種內的差異性也許會存在一點點，但這不是髮色走向的

決定性因素，白髮早現者之前的幾十年髮色不都黑黑的嗎？一旦白了，就要摘乾自己的責任？那些年長而髮色「黑堅堅」者，就算認可其有點好「基因」，也應是其家族有良好的飲食風格傳承，他繼承了，沒有被「創意」地破壞。把他人的成功視為是先天運氣，無視其主觀成因，是人類的劣根性之一。

　　黑髮還是白髮，取決於「黑髮飲食」和「致白飲食」兩種飲食行為的力量對比，姑且稱前者為正能量，後者為負能量。頭髮的黑白或黑白的不同比例，由兩種能量誰占絕對地位或誰占上風決定。屬於正能量的行為通常誰都會有些，吃進嘴裡全是致白物質的人應該是很少的，黑髮者也會有致白的飲食成分，關鍵是哪種行為是經常的、占主要地位的、是否起到了決定性作用，或者最終敵我力量相抵後的合力取向如何。

　　一定會有白髮者見到此書理論時會說，我每天吃糧食呀，怎麼頭髮還是白得厲害？這會讓作者鬱悶無語。說實話，筆者屬那種就餐時丟不掉主食的一類，雖然主食量下降較多白髮早現，但總的來說黑髮還是「多數黨」。懷著五十步探究一百步的心態，曾在單位食堂觀察那些頭髮滿白人士的餐盤，得到的感慨是，不看不知道什麼叫主食吃得少，看見滿白者餐盤裡那個可憐的小饅頭時，才有形象直觀的瞭解。回頭與朋友間說起所見少吃主食的現象，有朋友竟然說，餐盤裡有點米飯或有個小饅頭不算是最少的，其曾見過女性一頓飯盡是菜肴，一點主食不吃的。作者單位大樓內有一女性，是單位大樓白髮早現的標兵，但不知其飲食真相，直到某日就餐排隊，聽見她對人談生活感言，「現在誰還吃米飯呀，挺難消化的」，我才發現其還是白髮理論的「典型標兵」，估計饅頭難咽，她也不會喜吃。想想倒也無可哀之，西方就有女性崇尚逢餐只吃蔬果養生的，那頭髮不變異才怪。

　　指出導致黑白髮變換背後的飲食結構原因，實際也是揭示了白

髮者自身對白髮的責任，白髮何時出現和出現多少，由其飲食結構上自編自導的水準決定。如若一定要追究外部責任，可指責的是之前沒有出現理論告訴你那麼吃是會白髮的，加之致白性食材的日益豐富又吸引人，所以讓白髮者自己買單，這單也確實買得有點冤。

　　白髮的慢蝕特點，加上髮色致白的群體作案性，不便於歸納成因，猶如慢性中毒致害，不如急毒害那樣容易探尋原因，所以人們不願意接受白髮的自我責任也情有可原。作者深知，本書黑白髮理論出來後，會有人歡喜有人愁。對部分白髮者正津津有味於自己的飲食方式時，你告訴他或她的白髮是自己招來的，還有點讓人背上貪吃的嫌疑，這確實讓人討厭。

第三篇
黑髮的貢獻者
——黑色素的構成
與宿主

　　醫學界到目前為止，並沒有關於黑色素究竟是什麼東西的明確說法，沒有理化檢驗結論，更沒有可用分子式寫出的結構，只有些猜測性的描述，且大都不靠譜。但這並不影響筆者成書，大家都是在推測，看誰的理論最能合理解釋各種黑白髮「謎像」，能通解驗證的，就應該是最接近真相的理論。

一、人體激素失衡會影響髮色

　　目前醫學界已搞清的是，頭髮的生長狀況與體內的激素狀況相關，認為體內雄激素分泌過多是導致脫髮和毛髮瘋長的重要原因。遺憾的是研究到此就戛然而止，急著去利用此研究發現開發醫療價值了，沒有繼續進一步探討雄激素分泌過多的原因，以及改變體內激素平衡的非治療手段。筆者認為，首先，這裡所指的雄激素應該是一個廣義概念，不應該是單指狹義的雄性激素，而是泛指促進生長的「生長素」含義才合理，借用傳統中醫理論描述，可把雄激素視為陽性激素，雌激素視為陰性激素。其次，必須看到雄激素的內生是與外源性食物相關聯的，較多攝入肉類以及現代生物科技在食材中的廣泛運用導致的激素殘留等，使得許多人體內的雄激素（陽性激素）水準增高。

　　人過中年許多人會發生的毛髮生長加快，如果歸因於雄激素分泌過多，這會與人類隨著年齡增長代謝逐步衰退的規律相矛盾。年齡增大（人過中年），激素類的分泌減少了導致出現某些問題的歸因才有合理性。實際是許多人飲食結構的較大變化，以及不經意間攝入那些生長素殘留較多的食材，使得體內陽性激素並沒有隨著年齡的增長而衰減，而這與一些人的白髮煩惱又有關聯。陽性激素促進了毛髮的快速生長，這時要保持黑髮就需更多的黑色素，而與此同時發生的是因攝入富含陽性激素的高營養之物，往往會導致主食

（含雌激素黑色素食材）的減少，這一來一去間，激素平衡被打破，髮色變化就如脫韁野馬。換言之，既有雄激素過多的鬧事，背後又有雌激素缺少問題。

能克制雄激素發狂的是雌激素，雌激素在體內與雄激素存在陰陽相克或抑揚關係。面對亢奮的雄激素，雌激素顯得無奈，如何保障雌激素水準就重要起來。與雄激素一樣，人體內的雌激素也是與外源性食材攝入情況相關聯的，能安全提高體內雌激素水準的最主要來源就是植物雌激素。植物雌激素在哪兒呢？許多植物雌激素就在「白髮者」飲食結構中被裁減的主食之內。

從體內激素平衡影響髮色角度看，謀求陰陽和諧的手段，一是減少攝入會導致雄激素分泌過多的食材，把冒頭的那一方打壓下去；另一個方面就是增加攝入含有植物雌激素的食材，把弱的一方扶起來。

需要交代的是，以上飲食結構變化帶來的體內激素失衡理論，可以覆蓋男女，但實際上從解疑的角度看女性的話，是不必這麼費勁的，因為婦女進入更年期後雌激素分泌下降是已知的生理規律。女性相對於男性白髮早生、多生稍重一些，也許正是女性容易遭受生理性和外源性雙重激素干擾之故。

過多的雄激素實際是由雌激素過少導致的，如此，理論與人體生命進程的代謝變化就吻合了。從該理論出發去看年紀大了，頭髮變白的所謂頭髮自然易白，理解起來就順了。人過中年後體內雌雄激素平衡出現問題，導致全身毛髮生長速度加快，我們那原本恒長的眉毛、鼻毛、腋毛及其他體毛等都變得會長起來了，這就容易導致使體內黑色素不夠用，出現白髮和白毛，而雌雄激素的失衡又與飲食結構密切相關。

鑑於以上分析，本書作者把影響頭髮生長和髮色的主要責任方，修改確定為是體內的雌激素，只要重視植物雌激素的攝入，提高主

食比例，激素平衡就會回來。然後，我們去看看，哪些東西富含雄激素或有利於雄激素的生成，哪些東西又含有雌激素可以使它去平衡體內的雄激素，這下黑白髮理論探索變得清晰和有趣了。

二、植物雌激素是黑髮的「守護神」

食物中含有的天然植物雌激素，對人體荷爾蒙有著很重要的影響。植物雌激素，顧名思義，這是存在於植物裡的，攝入它也意味著我們為自己的身體增加了更多的雌激素。

目前醫學界對植物雌激素的功效評價極高，普遍認為植物雌激素對體內荷爾蒙能起到一種良好的平衡作用，而且是雙向調控，其意是當體內雌激素偏低時，攝入的植物雌激素會增加人體雌激素水準，當雌激素偏高時，攝入的植物雌激素會幫助降低雌激素水準。本書觀點，認可植物雌激素對人體的重要價值，但不贊同目前有些醫者對植物雌激素的功效定位及機理解析。筆者認為，所謂植物雌激素的雙向調控功能之說太過邪乎，一種激素斷不會有雙向調控的「智慧」，植物雌激素對人體的功效只是比較溫和，增加攝入富含植物雌激素之物，不會像增加富含動物雌激素之物會造成較多副作用而已，不能在所謂雙向調控功能忽悠下隨意吃，過量吃任何東西都會有害。本書雖然指出了雌激素對黑髮的重要作用，但筆者反對去吃那些從植物中萃取的植物雌激素，要通過調高主食比例即食用五穀雜糧攝取植物性雌激素才是安全的。因為這樣做才表示飲食結構中保持了素食的比例，這才是治本之道。營養補充劑不能和真正的食物相比擬，食物中含有各種各樣的成分，包括纖維、澱粉以及其他營養元素，而這些在片劑或膠囊中是找不到的。筆者更反對去吃一些合成雌激素謀求改善白髮，很多雌性激素替代藥物的原料是從馬體內提取的，屬於動物雌激素，功效強，帶來的健康風險也

高（本書強調雌激素的功效，是針對許多少吃主食者而言的，對於膳食平衡的人來說，沒必要去額外補充雌激素，尤其是女性，過多攝入富含雌激素的高營養之物，是誘發女性生殖系統癌症的重要推手）。

本書賦予植物雌激素的一項新功能是，它平衡了體內的雄激素，能抑制頭髮生長，對防治白髮有重要作用，其功能機理一是雌雄激素間的相克，二是強調攝入一定量的富含植物雌激素食物通常會減少高糖及富含雄激素的肉類等食材的攝入。

雌激素是掌管孕育下一代的母性激素，從種植管理上看，瘋長的植物是難以開花結果的，植物成長中要保持適當的生長速度，才有利於傳宗接代，而雌激素就是擔當此功能的。

目前科學對於雌激素的相關研究倒是比較透徹，雖沒見認為雌激素與黑白髮相關，但支持了本書關於植物籽實和根莖塊裡含有植物雌激素的結論，如有研究認為食用核桃仁能刺激雌性激素的合成，薯類裡含有類似雌性激素的物質等。根莖塊和植物籽實中含有植物雌激素（天然的異黃酮活性成分），結構與人體內的雌激素相似，其對人體代謝的作用要比人體自產的動物雌激素作用要弱，而且參與代謝後排出體外也快，所以食用是比較安全的。醫界研究界定的植物雌激素宿主與本書關於黑色素宿主的界定，在外延上基本重合，些微的差異在於筆者認為水果和蔬菜裡的黑色素（含植物雌激素）是在不被我們食用的籽實和根部。學術界對植物雌激素主要分為兩種類型，即異黃酮和木脂素，本書不強調區分異黃酮和木脂素，統稱為植物雌激素。

三、神秘的黑色素推論

關於黑色素究竟是什麼玩意兒，至今醫學界也沒有一個明確的

說法，只有一些指向微量元素的猜測性說法。作者自然也無法給出具體的物像結論，但有一些推測認知不妨一說。筆者認為，可以明確的是黑色素應與維生素無關，也不與維生素混居，如果與維生素相關和混居，則吃水果和葉菜就應該有助於黑髮，而事實正好相反。另外，維生素不耐高溫，而黑色素顯然不懼高溫（制首烏是號稱九蒸九制的），若能被高溫燙「死」，則飲食決定髮色就不用談了。黑色素與脂肪也不相關或聯合混搭，因為多吃高脂肪之物者頭髮反而易白，脂肪只是生命體的建築材料，本身沒有調色功能。黑色素與氨基酸也無甚關聯，吃食富含氨基酸的食材如瘦肉、真菌類等，也沒有保障我們的黑髮。氨基酸是生命體的重要營養物，但它應該也不管髮色問題。黑色素與蛋白質的關係呢？動物蛋白質主要來源於魚蝦、禽肉、畜肉、蛋類及牛奶，肉類蛋白黑色素肯定沒有，蛋和奶裡有些有一點黑色素，有些基本沒有，蛋和奶裡即使有點黑色素也白搭。植物蛋白與黑色素應該有共存關係，含植物蛋白最豐富的是大豆，豆類是黑髮的極好食材。

　　筆者關於黑色素究為何物的推測性結論是：黑色素應包含兩方面內容，一是影響頭髮生長速度的雌激素；二是某種有著能把頭髮染黑的著色物，該物質不是有機物，應該是無機物，感覺是以碳元素為主的化合物。黑色素內的雌激素和著色物通常是依存而處，它的存續狀態與澱粉和植物粗纖維密切關聯，主要躲藏在植物籽實、植物根莖塊和莖稈裡。（本書行文一般不分述兩者，統稱為黑色素。）

　　黑色素可以分為原生態和完成態（可二次利用的黑色素）。原生態也可稱為初級黑色素，是光合作用的產物，主要存在於能夠進行光合作用的植物籽實、根莖塊、莖稈裡。動物吃了植物中的籽實、根莖塊、莖稈等後獲取和利用黑色素。動物能加工獲取黑色素，當食用動物肉時，其組織中一些部位既成的完成態黑色素可以二次利

用，這種可二次利用的黑色素存在於動物長黑色毛的毛囊、周邊皮層和深色內臟裡。人類自然也可以從食用肉類時獲得些許黑色素，但通常動物體內可二次利用的黑色素很有限，遠遠無法滿足人體對黑色素的需求量。人類維持黑色毛髮所需的黑色素是一個長期而持續的取捨過程，要每日經由飲食相當比例的碳水化合物食材去源源不斷地補充。

四、植物根莖塊和籽實是黑髮主力部隊

維持人類黑色毛髮的主力部隊是植物根莖塊和植物籽實，第二梯隊是莖稈。根莖塊指植物根莖和根塊，根塊的黑色素含量高。莖稈的黑色素含量要低得多。植物籽實指所有植物籽實，五穀雜糧皆是，都為黑髮良材，堪稱黑色 騎士。作此定論的原理在於，黑色素是植物經由光合作用而成的物質，其光合作用成果儲存於根塊和籽實之內，是物種繁衍的保障庫，人類的黑髮維護使者就在這庫裡。莖稈裡也有適量黑色素，因為植物莖稈也是發芽長枝之處，但莖稈不像根塊和籽實那樣「母庫」容量大，莖稈是輸送養分的通道，不是營養物的主儲地。

根塊和籽實中含有黑色素，比較好理解。莖稈裡含有適量的黑色素，我們可以從國寶級動物大熊貓身上得到驗證，且這種驗證是理論和事實間的互證。一般來講，統稱的食草動物，通常很難搞清它究竟吃了什麼，可吃的植物多，也可吃某一植物的葉、吃莖、吃根或植株全吃，這給理論上試圖求證某一食材是否含有黑色素，帶來取證困難或說服力不夠。而大熊貓的食性非常有趣，也為我們熟知，它只跟一類食材過不去，占其食物成分的 99%，那就是竹類，典型的莖稈植物，大熊貓吃竹葉、吃莖稈、吃嫩竹筍，這實在是個好案例。

　　食材裡如果不含黑色素，那動物是長不出黑色毛的。終身以竹類植物為食的大熊貓，其身上有局部的黑色毛髮，這說明竹類植物裡含有黑色素，也即如果竹子裡不含有黑色素，那大熊貓就不會有黑色的毛髮區。本書已論證了植物葉子裡的黑色素微乎其微（參見第四篇六），則支撐大熊貓那些黑色毛的黑色素應來自於竹莖稈和嫩竹筍。進一步又可得出，竹子莖稈（竹筍是生長初期的莖稈）裡的黑色素含量不高，如果含量足夠高，則大熊貓會進化成接近全身黑，而不是我們今天看見的幾圈黑的大熊貓。

　　從質疑的角度講，熊貓就是那麼些地方黑的，這是其物種遺傳特點，竹子裡或許還有黑色素，只是熊貓不取用了而已，從熊貓身上去證明可食竹子的黑色素含量不高未必妥當。筆者認為，考察動物食譜與毛髮顏色之間的關係，不能僅限於從目前的時點上去看，而要從其漫長的進化演變史上去審視。我們知道黑色毛髮最易吸收太陽光，能給動物提供額外的能量來源，動物在進化演變中如果有條件形成更多的黑色毛髮，它往往會往多的方向發展，之所以熊貓的黑色毛髮分佈如我們現在看到的那樣，就是竹類葉子、莖幹、筍裡實在榨不出更多的黑色素來了，即使熊貓每天吃十幾公斤竹子也還是有限的黑毛。

　　根莖杆有適量黑色素的原因在於，它通常也是植物繁衍分蘗所在，而能分蘗的地方也就有一定量的澱粉和植物雌激素等。

　　植物是黑色素的使者，它利用太陽光加工儲存黑色素，供人類和其他食草動物、雜食動物使用，而植物本身卻極少使用黑色素，地球上的植被是綠色占絕對主基調。

五、糧食（主食）——熟視別無睹

　　糧食，我們再熟悉不過的稱呼，米、麵、雜糧等都是糧食，可

要是追問一句，糧食究竟是些啥玩意兒？人們會奇怪，這有啥好問的，糧食是我們每天都會吃的食物，也叫主食。筆者是提醒關注糧食的植物學出處，糧食可分兩大類，一類是植物種子，另一類是植物根莖塊，都是植物中黑色素富聚之物。五穀雜糧皆為植物籽實，土豆、地瓜等都是植物根塊。他們與我們治理白髮時推崇的「黑四味」是可以合併的「同類項」，是支撐人類黑髮的基礎食材。

居於農業社會的人，當然深知糧食的植物學屬性，可世居於都市社會的人就可能只知糧食是吃的東西，對它是從哪兒扒拉下來的缺少直觀認知，或者久疏思考，也就容易不重視糧食的珍貴和食用功效。五穀雜糧皆是植物籽實矣。

本書黑髮理論強調主食，也許有人要問，為什麼非得主食，建議點別的黑髮好輔材不行嗎？說實話，筆者到書快寫完時也浮現起這個問題，想了想不禁啞然失笑，許多事是簡單的道理反而容易忽略，越是在身邊的越不被注意。主食是我們在吃量上分量很重的部分，作為主食的食材都是重要的黑食，去選那些黑髮輔材吃，筆者也不過每日一個乒乓球大小的「黑四味」量，真正支撐黑髮大廈的是主食這個主力部隊。那些日常主食量太少的，比如從半小碗米飯提高到一小碗，那就是增加一倍黑食量，這增加的半小碗怎麼地也比筆者吃的那個乒乓球大小的黑四味量要大個二三倍吧。主食才是黑髮之本。

第四篇
白髮的親家有哪些
──髮色負面清單

　　人類對送進嘴裡的食物講究營養豐富，追求美味可口，但卻不太去思考食物與髮色的關係，其實，從對黑白髮的功效審視，是可以把食物區分為正負兩個集團的，對黑髮有貢獻的稱之為黑髮食材，對黑髮沒啥貢獻和起致白作用的稱為致白性食材。當然，理論上也可分出不黑也不致白的中性食材，但考慮中性食材佔據飲食時對黑髮沒貢獻實際就相當於間接致白，所以就不提中性食材概念。

　　發現和確定致白性食材是揭示黑白髮理論很重要的一環，甚至可以說，醫學界對黑白髮問題至今鬧不明白，沒有一個完整而科學的黑白髮理論，一個重要的原因就是沒有鎖定白髮的作案集團，沒有搞清人類食譜中哪些食材是對髮色致白的。若對人類的食譜構成黑白性混沌不清，那也就只能對黑白髮成因胡亂猜疑、瞎蒙。而當我們發現肉類、糖、水果、葉菜、牛奶等都屬於白髮作案集團成員時，再去審視發生的各種黑白髮現象也就豁然開朗了。

　　致白性食材陣營的成員構成較為複雜，有些是基本純粹致白，有些是黑白混居看誰強或看怎麼吃，有些則本身並不壞，只是實際上起了致白的從犯作用，存在這種複雜性是與黑色素在食物中的結構分佈有關。

　　不研究不知道，一研究嚇一跳。「白鬧」嫌犯集中在我們所謂的「菜」中，以及最讓人著魔的肉、糖、酒等裡面。那宣揚人們「少吃主食，多吃菜」的磚家，簡直就是「白恐案件」的教唆犯。

一、肉類是高效「致白物」

　　肉類對髮色的影響，可分兩個層面問題，一是有沒有黑髮作用？二是如果不黑髮那是否對黑髮起破壞作用？筆者研究後給出的結論是，肉類是不折不扣的白色恐怖分子，對人類髮色只幹壞事，沒幹好事。一是多吃肉類，餐食中高能量之物占比大了，會自然減少糧食類食物，導致黑色素主力食物缺少；二是肉類是具有動物脂肪和

動物蛋白的高營養物，富含頭髮生長所需的蛋白質，對頭髮生長上給予了足量的營養支援，會加快頭髮生長速度，以及促使頭髮變得粗壯，但這個優良的「建築材料」卻沒有黑色素，能讓人類頭頂的「自留地」裡植被茂盛，卻不能使植被出現我們希望的色彩。從施工的角度看，良好而施工便捷的建築材料，加快了工程進度，而疊起來的牆體卻因著色劑的供應跟不進，變成了「白坯牆」。肉類的排斥主食，加上自身高致白性，這一來一去實際疊加了負效應。當然笑談之，肉類之負面功效是指對髮色，若論造髮那堪稱一流。

肉類中真的一點黑色素沒有嗎？應該有一點，在皮層裡和深色內臟中有些可二次利用的黑色素，但那點黑色素杯水車薪，在肉類強大的致白功效下微不足道。何況眼下市售的牛羊肉等原就是去皮賣的，指望不到皮層裡那點黑色素。豬肉現在多有去皮賣的，魚肉也不斷朝著扒了皮賣精肉魚片而去，內臟嫌膽固醇高，城裡人早就很少吃了，也即，眼下人們吃肉，許多人連肉類裡那可憐的一點點黑色素也盡棄了。大小里脊、排骨等是好吃，但吃時需明白那是一點黑色素收穫也沒有的，但瘦肉裡含有其他色素。

吃肉的「毛病」城市人尤甚，自然白色風雲也盛。致白飲食「毛病」占全的人可謂大錢（主食裡的黑色素）不爭，小錢不要，連聊勝於無的也沒有，頭髮不白才怪。

動物整體內黑色素含量要多一些，內臟裡那些亂七八糟的東西也有些黑色素，所以食肉動物弱肉強食狼吞虎嚥吃肉時，獲取的黑色素比人吃殺淨肉要多，因為動物體內那些被我們去掉的黑乎乎、血糊糊的東西裡有黑色素。這也是許多陸生肉食動物，由於進食方式的特點並沒有出現全白毛髮的原委之一。

萬物生長靠太陽，色彩的源頭來自於太陽光——七色光。黑色素來源於植物，是植物進行光合作用的沉澱物，動物不會光合作用，也就動物肉內基本不含黑色素，其身體裡那點黑色素，是其食材中

轉移過來的。水生肉食動物身上局部或大部的黑色皮毛是食用下層食物鏈的「弱肉」中獲取的，最終的來源是水生植物。海洋水體食物鏈的啟動者和色素源泉為浮游植物，它是水生態系統中佔優勢的初級生產者，能通過光合作用實現無機物和有機化合物之間的轉換。一切動物都直接或間接地依賴植物為食，植物是黑色素的終極源泉。

當我們說吃肉類並不利於黑髮時，很容易想到海洋哺乳動物皮膚不多有黑乎乎的嗎，它們以吃魚為生，怎麼到人類這兒吃魚對黑髮就沒啥貢獻了呢？這就是與吃法不同相關。海洋哺乳動物吃魚是整條吞吃，一些存在於魚鱗、皮層、內臟的黑色素都能被消化吸收，如果人類採取「貓吃魚」法，也是會比吃淨魚片多撈點黑色素的。

二、糖類是「白髮精英」——給糖發「罪」

在整治白髮的飲食建議方面，多有醫者建議少攝入些糖，顯然，持此建議者是認為高糖攝入是不利於黑髮的，估計是經驗之談，因為並沒有進一步說明為什麼糖吃多點會助推白髮。而揭示其間的機理是很重要的，物質豐富的今天，含糖的東西實在太多，太招人愛吃，許多地方傳統糕點的所謂好吃，大都就是一個甜度高。說不清機理的限糖提議，人們很難樹立防糖意志和行動。何況有的是營養學專家在「糖」事上犯暈，一邊要說少吃糖，另一邊是鋪天蓋地的聲音要多吃水果。難道水果的果糖就不是糖了嗎？一多吃水果，糖攝入哪能言少呀。老百姓何去何從？

糖是一大類，蔗糖（白糖、紅糖）、果糖、蜂蜜以及所有甜味飲料和甜點等都可算在糖的概念下，限糖的要義是要限所有含糖量的攝入。平常我們說的含糖，實際是指「糖門」下甜味之物都可計算成含多少白糖，故這裡以白糖為例分析糖為什麼堪稱「白髮精英」。筆者認同糖對黑髮是無益的，然而問題不是承認無益這麼簡單，一種屬生命基質的營養成分，對黑髮無益是一方面，那另一方

面糖對黑髮還有沒有負面作用呢？不是好人未必對社會有害，但要是壞人，那就是要反恐了，也即，如果糖在黑髮中的作用具有明顯的負向功能，則我們的「限糖」心情和行動就不一樣了。筆者研究的結論是，糖對黑髮不僅無益，而且是超級白色恐怖分子。

白糖是含蛋白質且高度助推脂肪形成的極高能量之物，與肉類一樣，攝入過多糖一是會加速頭髮生長，二是受能量攝取平衡的約束，多攝入糖就會排斥主食，道理與多吃肉類一樣。糖的營養純度極高，是頭髮生長的好肥料，能讓頭髮茁壯成長，但糖裡面沒有啥黑色素，頭髮是「白長」。而糖對主食的排斥無疑是它「白鬧」了還限制「黑軍」參與，這裡外間也就致黑色素收支失衡。醫院裡重症病人掛點滴數日不吃飯，那點滴裡最支撐生命的就是葡萄糖。當人們經年的過量糖攝入，黑色素長期歉收，那頭髮也就只好白起來了。

糖對髮色的作用機理究竟如何問題困擾了筆者好多年，始終不能給出一個合理結論，直到發現頭髮生長速度對產生白髮至關重要時，才給糖作出「有罪」判罰，把糖打入「支恐名單」。

糖為什麼沒有黑色素呢？通常我們提起糖，主要是指由蔗紅糖提煉的白糖。甘蔗是最具代表性的杆莖植物，按理黑色素含量應不低，可為什麼取自甘蔗的糖卻要定性為頭髮致白主凶呢？問題就出在糖的提煉方法上。

甘蔗裡自然有黑色素，但它存在於根部和杆徑體內，我們吃食甘蔗不是嚼吞，只是嚼取其汁，這樣能獲取的黑色素是很有限的。甘蔗體內的黑色素主要是在被我們吐掉的以及機榨排出的甘蔗渣（造紙的好材料）裡。

甘蔗榨取汁後直接熬制經鬆化處理的是紅糖，裡面會有點黑色素殘餘。紅糖經純化、結晶、去雜、脫色等處理後是白糖（蔗糖），顏色純淨又味道很鮮美，然而蔗汁裡原本有點的黑色素就被人類高

明的方法折騰得幾無殘留了。

　　按本書理論，食物取汁食用，因分解困難，獲取的黑色素原本就不多，若再歷經多工序提煉則「黑華」盡去矣。可以說，紅糖由於未經提煉，殘留在裡面的黑色素會有一些，而白糖那真是「白」糖，白咱們的髮。

　　看以上「糖」事，還需憶往昔，早年糖為稀缺之物，無需去關注其對髮色的作用矣。

三、水果堪稱「白髮魔女」

　　水果的極大豐盛是中國社會物質生活發展的重要標誌之一，也是老百姓生活幸福度提升的重要方面。但水果同時又是現代「富貴征」的涉案重要「嫌疑人」，肥胖、糖尿病、白髮等病徵背後都有水果作祟的身影。水果對於白髮早發、多發的貢獻率排位居前，可戲稱「白髮魔女」，筆者斷言半數被白髮困擾的女性都與過量吃食水果有關。迷人的水果也讓髮色迷失了方向。

　　就整個水果而言水果裡面是有黑色素的，說水果壞話，並不是指水果本身是害髮的「白魔」，而是人類通常的吃食水果，只吃果肉，利用不了水果裡的黑色素，進一步言之，水果對頭髮的致白是因為人們的吃食方法和我們的消化限制而來。絕大多數水果裡的黑色素，在果皮裡稍稍有點，主要在果核和籽實裡，其中果籽內的黑色素含量最高。然後再看我們通常是怎麼吃水果的：能剝皮的剝了皮吃，不好剝皮的水果則越來越流行削了皮再吃，不去考慮果皮和果肉的結合處是最富營養的地方，是黑色素或許有之地；接著吃果肉，吃得最歡，而這被我們視為美食而吃進的果肉，是水果裡最不具有黑色素的部分，其果膠和果糖又是頭髮生長的極好原材料，長期攝入過多就會導致黑色素跟進供應困難而產生白髮；有籽可直接分離的就吐掉，帶核的吃到接近果核了，黑色素快有了，但在離果

核尚遠之處，人們就把它扔垃圾桶裡了，至於那核心處最能黑髮的籽實根本就沒予考慮。不過多數水果硬籽實不吃情有可原，反正吃了我們不消化，其籽內的黑色素利用不起來。人類對水果的選擇性吃法，使得大家吃食多數水果，不僅對黑髮無益，還加大致白效能。

多吃水果不僅影響人類髮色，同樣也影響其他靈長類動物和哺乳動物。生活於森林裡的動物，凡在樹上覓食以水果樹葉為主要食物的哺乳動物，其毛髮顏色黑的部分很少。吃水果行家猴類大家族中極少有黑色毛髮的（個別特例參見另文詳解），因為樹上之食可供靈長類動物利用的黑色素太少。紅毛猩猩主要以水果和樹葉為食，不像黑猩猩那樣還會吃植物根莖和籽實，所以前者毛色紅，後者毛色黑。吃水果的鳥類，專挑果肉吃的鳥，其毛色會「彩」，少見黑。部分鳥吃果籽且能消化利用，羽毛就有黑的（詳參本書第五篇、五）。一些雜食動物有一定比例的黑色毛髮，因為他們有水果就吃，過了水果季會在地上覓食根莖、樹皮、植物籽實等。

水果是含糖的高能量之物，平日裡稍吃多了，由於能量平衡性約束原因，主食的攝入就會減少，若天天吃較多水果，最終也就導致白髮早出。物質相對匱乏的過去，我們少有機會吃到水果，也就不用關注水果黑髮如何。人們吃食水果的頻數低、量少的話，水果對髮色的負面作用也可忽略，可現在有許多人拿水果當飯吃，事情就得認真計較了。

進一步理論考證判決水果為髮色致白嫌犯的理由，我國中醫藥裡有多種入藥的水果，如桂圓、紅棗、枸杞等，均未見記載其有黑髮功效，如若水果們大凡稍有黑髮功效，國人見證幾千年的藥典，是不會錯過記一筆的。那營養豐富的果肉為啥不長點黑色素呀？許多水果長那麼漂亮誘人幹嘛呢？博物學家對此的解釋，就是吸引動物吃的，吃果肉的同時能把果籽帶到別處去擴展繁殖。當然也有果肉是給植物自己的種子預備養分的。植物果肉無論他用還是自用，

都無往裡留注黑色素的必要，留在籽實裡了。

四、蛋和牛奶裡黑色素「大致無」

解釋西方白種人與其他種族人之間的髮色差異問題，必須要搞清楚西方人相對吃得多的肉、蛋、奶的黑色素含量情況。筆者這個年齡段之上的人，年輕時的認知是雞蛋和牛奶是不能隨意吃到的好東西。記得筆者當年高考時給自己加補的營養物就是買了一袋麥乳精吃，那感覺真香、真好喝，自我感覺精力良好。現在的年輕人會問麥乳精是什麼東西，其實就是用雞蛋和牛奶做的。如今的雞蛋和牛奶佔據了超市裡很大的貨品份額，誰都可以隨意買吃，成了人們日常飲食中權重極大的食材。其中，牛奶及乳製品西方人消費得尤其多。蛋奶在飲食中份額的提高，需要審視這兩樣食材的黑色素含量究竟怎麼樣？由於未見關於蛋奶的黑色素含量研究報告，筆者在此只能依據相關理論作些思辨性推論，相信有參考價值。

1、蛋要參看出身

雞蛋的營養價值高，雞蛋內有無黑色素，要看是什麼母雞產的蛋，母雞皮毛黑色或黑色較多的，則產下的蛋應該含有一定的黑色素。無黑色皮毛的母雞下的蛋應該沒什麼黑色素，但會有其他色素。雞蛋是生命體，會傳承母體的生理特點，受精蛋在孵化過程中只攝取熱能和交換空氣，不像胎生動物那樣胚胎發育中有持續養分的吸收。蛋孵化成小雞仔，能大概率繼承母體的毛色，且孵化是在營養閉合狀態下進行的，全靠內部自帶養分完成，能孵化為帶黑色皮毛小雞的蛋，其蛋內自然應有黑色素。

皮毛全黑的烏雞下的蛋，黑色素含量最高，皮黑毛白的烏雞下的蛋次之。目前市售的雞蛋，主要是非黑色的彩色蛋雞下的，所以普通雞蛋中絕大多數的蛋是不含什麼黑色素的。

2、奶要觀其前世今生

　　牛奶是奶的一種，拿牛奶說事是因為牛奶在奶市占絕對主流。
先說奶類的黑色素含量問題，一般講哺乳動物母乳裡，若是母體皮
毛帶黑色的，則其奶裡面含有一定量的黑色素。動物幼體在哺乳期
內全靠母體乳汁維持生命，如果乳汁裡面沒有一定量的黑色素，那
就很難在哺乳期內維持幼體毛色。

　　牛奶裡的黑色素含量評估分析也與母牛的皮毛顏色相關，帶黑
色皮毛的母牛在自然狀態下產的奶，應該含有些許的黑色素，非帶
黑色皮毛的奶牛產的奶不含黑色素。但即使是可以含有黑色素的牛
奶，其含量也未必如人類之意，一是，牛是草食性動物，其從草料
理能獲取的黑色素原本少得可憐，即使是黑白花奶牛，它從草料裡
獲取的那點黑色素，自身還要用，平時很難有啥多餘的；二是，認
定某些牛奶裡會有一定含量黑色素，是指母牛在自然哺乳期內產的
奶，而現在商品奶來源的母牛經過長期選育後，幾可視同被閹過似
的，其加工黑色素以維持種族毛色的自然生理機能或被弱化、或被
破壞，也就只剩產奶功夫了，沒多少黑色素含量指望。

　　人類哺乳期的幼兒頭髮多見不夠黑，而在斷奶改吃以糧食為主
的食物時，毛髮才漸漸變黑，這是連初奶也乏有黑色素的例證，更
不用說隨後所下的奶了。以植食性為主的靈長類動物滇金絲猴為例，
幼崽吃母乳時期毛色呈白色為主，到開吃松蘿、樹葉、水果、果實
後毛髮才會有近半呈黑。這裡可以看出近半為黑色毛髮的成體滇金
絲猴母乳裡基本沒有黑色素，開吃其食材後從植物裡獲取黑色素而
使部分毛髮變黑。滇金絲猴的黑色毛髮的來源在於吃食松果、松蘿、
竹筍以及偶爾下地找食的昆蟲和蜘蛛等。順便要提一下的是，那些
沒有黑色皮毛的奶牛，譬如純白奶牛產的奶，其所食草料中的黑色
素自身利用不起來，會否在奶裡留點，人飲用後反而能被利用呢？
這樣的假設是符合邏輯的。筆者認為，食草的奶牛也就從人工投餵

的乾草料中黑色素獲取會稍多一點點，利用不起來還有隨同纖維排泄掉的途徑。該類牛的後代既不需要黑色素，人類從其牛奶裡獲取黑色素的希望不大，還是從已知肯定有的食材中去謀求為上。

筆者認為牛奶裡面的黑色素微乎其微，且微量的黑色素無法抵擋牛奶高營養對白髮的助長作用。故綜合評估後判牛奶為致白性食材。

3、奶品趣評

沿著本書的理論考察奶品，會得出些有意思的結論。人們當下所推崇的越是好品質的牛奶，其內含黑色素的希望就越是渺茫。因為我們所謂的好牛奶主要是奶牛吃青牧草的時間跨度越長，青牧草越綠、越嫩，其所產的奶品質量越好，而實際上青草的累計光合作用時間要遠短於乾草料，青草長出來沒幾天，乾牧草則要等長得較長較老時才收割。那牛奶好的成因恰恰是飼料內不含黑色素的標誌，自然更不給我們以黑色素的希望。而通常奶品質量差一些的，就是奶牛的青料質地差以及經常要靠乾草作飼料，而這差一些的草料反而比好草料黑色素含量要多一點，至少吃差料產下的牛奶對髮色的破壞性要小。於是，一個頗有點「愛國」味的說法是，總體處於不怎麼好的自然地理環境下的國產牛奶，由於草場的原因，喝它會比喝進口奶少產生些對黑髮的衝擊。

牛奶是含有雌激素的（動物雌激素），而雌激素有平衡雄激素的功效，結果會致使頭髮生長緩慢，有利於黑髮，是否應該就此把牛奶歸類於「護黑」食材裡了呢？筆者認為，牛奶如何站隊得進行綜合分析評估，這主要是從牛奶裡的正反兩種能量，哪方的功效起主要作用上來看。牛奶的最主要特點是高營養或高能量，而高營養物的通病就是具有很強的促進毛髮生長和排斥主食效應，兩害疊加導致黑色素總量產生缺口。所以，給牛奶作髮色貢獻定位，筆者認為牛奶裡的那點黑髮正能量架不住負能量的衝擊，兩相沖抵後的結

果是，牛奶對髮色的功效是致白性占上風。

筆者對牛奶的髮色貢獻評估糾結時間最長，但最終還是給差評。幾乎所有高營養食材對黑髮都有破壞性，並非特別跟牛奶過不去。厘清牛奶在人類維持黑髮上的功過十分重要，筆者認為，過多喝牛奶與過多吃乳製品是西方社會中髮色變異者較多的重要因素之一。

五、菇菌類屬「白領一族」

菇菌類在之前社會屬於珍稀食材，平時難得吃到，改革開放之後，隨著菇菌培植技術的開發和推廣運用，使得菇菌類食材已成當前食材中的一大類，成為許多家庭餐桌上的常客。本書把美味可口的菇菌類判為致白食材，會讓很多人難以接受，筆者自己也是邊寫邊嘀咕，究竟要不要據實寫出？當想及科學是超越人類意志，不能做掩耳盜鈴之事時，就毅然地寫了。

筆者關於菇菌類食材沒有黑色素的判定，是基於菇菌的生長特點。菇菌裡沒有參與吸收、傳遞光能或引起原初光化學反應的光合色素，沒有完成太陽能量轉換的細胞器──葉綠體，也即沒有存在於葉綠體基粒內的葉綠素、反應中心色素和輔助色素等，自然不會有光合作用聚合物的黑色素。菇菌的生長靠吸收基體內的營養物，是可以在廢棄坑道裡培育的。

從已見的動物吃食菇菌和毛色看，狒狒與黑猩猩動物屬性和食性都非常接近，但狒狒的毛髮是黃、黃褐、綠褐、褐色等，不是像黑猩猩那樣黑，而狒狒的四種最主要食物水果、種子、植物、菇菌裡與黑猩猩不同的就是多了樣菇菌，筆者認為可能是菇菌食材沖淡了狒狒的毛髮顏色。黃、褐毛色中有黑色素的參與，但表明黑色素量不足。短尾鹿全身毛色黃褐色，其主要的食物構成是嫩草、水果和蘑菇，如果蘑菇裡有些黑色素，短尾鹿的毛色就該見到些許黑色

毛髮。

2018 年末筆者在杭州某寺活動時，發現幾位中年知客僧都能見數根白髮。儘管白髮才幾根，但我還是覺得奇怪，認為僧人飲食的主食含量高，在四十來歲年齡尚不應出現白髮，後與該寺住持交談，問其現在素齋中是否較多吃了菇菌類食材，其回答說，素食中以菇菌為上品，考慮僧人健康確實吃得比較多。

本書理論指認菇菌類不含黑色素時，人們最易發問的是，吃黑木耳也對黑髮沒用嗎？作者認為，是的。黑木耳屬菇菌類（也可稱真菌類），沒理由認為吃之能有助黑髮。人們叫它黑木耳，其實是半透明與褐色的。我國中醫雖有以色補色之說，但古人也非一概而論，可吃的黑色東西挺多，古人並沒把它們全列入可治白髮的藥材。飯燒焦了會黑，菜煎過了也黑，沒人認為搞黑了吃頭髮會黑些。

現代物理學關於黑色的光學原理認為，讓人看了是黑的，有時不過是該物的特殊結構不太會反射光而已，並不是真的黑物質或具有黑色素。太陽光裡紅、橙、黃、綠、青、藍、紫，沒有黑，黑是由其他顏色配置而成的，大自然中的黑色素是由植物吸收太陽光加工轉換完成的。紅、黃、藍三原色同時相加為黑色。對人類來說，黑色其實是能吸收任何光、不反射任何光的意思，植物有完成製作神奇黑色素的能耐，包括人類在內的動物不製作黑色素，只會獲取利用黑色素。

當書中把果肉列為致白物時，實際也已否定了如黑李子、藍莓、黑櫻桃等那樣的深色或黑色水果的助黑功效。本書認可黑豆的治白髮功效，但同時認為並非是吃了黑豆衣而見效，而是黑豆作為豆科植物籽實的黑髮效果，不管是赤豆、綠豆、黃豆，只要是豆，它的黑髮功效都不比黑豆差。同理，也並非黑芝麻食之可烏髮，白芝麻功效也一樣。

六、葉菜吃多了會「招白」

　　葉菜也就大致可類比蔬菜了，本書把葉菜列入致白性食材行列，又可說是驚天之舉。怎麼吃蔬菜也會招致白髮了，這還如何吃飯？本書只是就事論事，客觀評議食材對髮色的作用。蔬菜乃至葉菜當然可以接著吃，而且必須吃，但這裡講的是吃得過多了會影響髮色。關於人的每日蔬菜量下限問題，極其敏感，提出不必多吃蔬菜會招致眾多養生專家的圍攻。筆者在《深度減肥》一書裡給出的每日蔬菜攝入下限是 150 克，當筆者最後得出該數量還是沒必要這麼多並要求出版社再下調數值時，出版社編輯未敢再把數值壓低，因為我國營養學者普遍提倡每日蔬菜不低於 500 克，若再把數值定低了，要冒被圍攻的風險。其實，每日蔬菜量的下限問題可交還給讀者去考證，請去關注一下社會平均壽命比我們還高的日本和歐洲人的速食，那裡面放的蔬菜量可真叫「可憐」。

　　動物吃草葉和樹葉與人類吃葉菜在考察對毛色的作用上是等值的命題。咱們去看看吃草葉動物們的毛髮顏色吧！以吃純綠草為生的哺乳動物，不會或很少有純黑色的毛髮，因為嫩綠草葉裡幾乎沒有黑色素，只有其他色素。吃乾草時，由於其莖稈裡含有少量黑色素，能維持少量的黑色毛髮。山羊有黑山羊，因為山羊啃吃草根，草根裡黑色素含量高。正是山羊的啃吃草根這個特性，有些地區禁止養山羊，因為山羊的食性會破壞植被，有竭澤而漁的毛病。

　　牧草的黑色素分佈與蔬菜一樣，成熟後的草籽裡有，草根裡有，嫩葉裡沒有，成熟的草稈裡會有一點點。由此，食草動物有無黑色毛髮就看物種及動物個體是怎麼吃草的。不吃籽、不吃根的食草動物，會從草稈裡弄點黑色素，最多也就鬧個灰的毛色或雜色，多見的是雜色毛髮。

　　多數食物中都或多或少含有色素，但泛泛意義上的色素和支撐

毛髮黑色的黑色素之間存在差異。彩色蔬菜內的色素提供用於皮膚顏色可以，但對維持黑色頭髮的作用就不行。維持全身毛髮呈現黑色，需要相當的黑色素攝取和連續運轉補給，如我們身體得不到能加工足量黑色素的原材料，那就入不敷出，全身毛髮會黑色退化，以及逐漸出現白髮。

　　澳大利亞的考拉僅以桉樹葉為食，毛色以灰色為主。上述成體滇金絲猴的毛髮顏色，也可以作為樹葉中黑色素含量極少的例證，滇金絲猴吃的是木本樹葉，尚且黑色素含量極少，吃草本葉子裡就更少有黑色素了。

　　就蔬菜的植株而言，是有黑色素的，且含量不低，但那黑色素是呆在我們通常不吃的根部，而我們吃綠葉蔬菜時基本都是把根部去掉吃。蔬菜莖稈或菜幫子上會有微量黑色素，比純葉菜對黑髮會好一點。

　　樹葉和蔬菜葉是植物進行光合作用的面板，參與了製造黑色素，但葉面不儲存黑色素，而是經由樹枝或莖稈輸送至根部及根塊上儲存，莖稈作為轉運器會有少量黑色素殘留。所以專吃樹葉、葉菜、綠草為生的動物，不會是黑色毛髮。——如果看見基本全黑的食草動物，則其一定還吃別的東西，只是我們可能還不知道它還吃啥而已。

　　也許有人會質疑，拿其他動物舉例說明是否合理，物種間代謝能力存在差異，沒准動物利用不起來的黑色素咱人類就能利用起來。然而，這樣的假設質疑未免太抬舉人類的消化利用本領了，動物是越高級其生命力越差，該羨慕的是一些動物吃草就活得好好的，而我們卻不能光靠食草維持生命。靈長類動物的消化利用本領在動物界算是較差的，人類在靈長類中又是最差的，若是普通動物利用不起來的營養物，通常人類更沒戲。

　　指出菜葉、樹葉、純果肉等基本不含黑色素，並不否定其含有

其他色素。本書所提一些食材的「致白性」，只是其對黑髮沒有貢獻的統稱。不少水果、蔬菜雖對黑髮不利，但並非一定致使頭髮變白，而是會沖淡毛髮的黑色，因為它是可以使頭髮變成其他雜色的，如變灰、變黃等。白色也是顏色的一種，只是我們討厭頭髮成為白色。無色透明才是真的啥色素也沒有，筆者懷疑實際是存在有些食材使髮色致白，有些食材使頭髮無色透明，只是本書之論沒有細化到區分食材對髮色的「致白和致無」上，反正我們追求的是黑髮，把不致黑的食材摘出來就達目的了。

評論蔬菜（葉菜）的髮色負面功效時，必須注意到，在傳統飲食結構情況下，主打的糧食吃進較多時，我們是無需去考究葉菜缺乏黑髮貢獻問題的，因為這時的葉菜有無黑色素對髮色影響很小，加之蔬菜的能量較低，其髮色負面作用在致白性食材裡是最弱的。是許多人的飲食結構改變太多，捨棄主食，崇尚肉食，或另一個極端崇尚純蔬菜飲食，以及尿酸過高致痛風時提倡的所謂「兔子吃法」等時，我們就不得不去界定「蔬菜問題」，這時的小問題會演變出大一些的影響。

食草動物也有少數是黑色毛髮多的，但這必須具有特殊地理植被環境和特殊進食方法的支援。偶蹄哺乳動物中生活於高原地區的多見黑色毛髮，如犛牛、藏羊、黑馬等，它們有黑色毛髮在於高原牧草的特殊性。高海拔地帶的植物由於光照充足原本黑色素含量較高，加之處於高原的牧草植株普遍低矮多莖、根系多而露於淺表，籽實在植株中占比大，動物容易吃且會去吃，且高原特殊環境進化出了較多的多年生草本植物，這意味著根莖裡的黑色素又要比低海拔的一年生草本植物要高出一倍以上的含量。以上多種特殊因素造就了高原植食動物的毛髮顏色與普通平原植食動物大為不同，而不是高原動物有神奇的髮色功能。——還是遵循著「食物決定一切」定律。

七、酒乃超級「漂白劑」

問世間酒為何物？酒乃頭髮超級漂白劑。酒內究竟有無黑色素，這拿米酒為例分析論證就可以了。如果米酒內沒什麼黑色素，則其他酒類就更沒有黑色素可言，也遑論白酒了。不過得先澄清一下米酒的概念，因為現在多有把甜酒釀（汁）混同為米酒的，製作甜酒釀，完成澱粉轉化為糖就算到位，飲品中酒精含量少，澱粉殘留較多，可歸類為甜飲料。米酒與甜酒釀不同，用於做米酒的酒麴酵母菌占比要高，它要把經澱粉轉化的糖更多些地再轉化為酒精，喝起來酒味重，是低度的酒。我國的黃酒以及日本的清酒都可歸屬於米酒之列。

米酒中的黑色素殘留，當從制酒的工藝上看。米酒多由糯米製作而來，米中的澱粉經酒麴裡的酶轉化為糖，再由酒麴裡的酵母菌轉化為酒精，米酒是沉澱或過濾後直接飲用的。米酒因酒精度上升到 15 度左右時會殺死酵母菌而停止轉化，所以米酒中的澱粉殘留會多一些，白酒因蒸餾原因其中的澱粉則只有微量的殘留。米酒來自於糧食，是糧食的轉化萃取之物，糧食內原本含有的黑色素在制酒過程中大多被撇下在酒糟裡了，殘留的酒糟或澱粉會有點黑色素，但那點殘餘黑色素可能帶來的黑髮效果很小，根本架不住酒的高能對髮色的摧殘。

米酒的髮色功效排位，農家自釀米酒對髮色衝擊相對小一些，清酒、黃酒破壞力要強得多。果酒又比米酒厲害，因為果酒的原材料裡原本就沒啥黑色素。白酒則是頭髮超級漂白劑，度數越高破壞力越強。把酒類當作危害健康以及髮色致白犯罪團夥看待時，白酒是重犯，米酒、果酒則屬輕犯。

飲酒之風全球都盛，我國的酒文化尤其糟糕，酒害不知導致多少人減壽。把酒列為「白毛風」的推手之一，筆者是本書撰寫過半

時才發現，當時頗有差點放過了元兇之一的感覺。我們皆知酒能亂性，酒能使人反應遲緩，酒會使人臉紅心跳加快等，可很少去考慮酒的營養功效和能效。筆者上網百度了「酒」字，竟然搜不到關於酒有何營養和能量怎樣的說法。翻查家中酒櫃裡各種酒的標籤，除標有酒精度數外只有極個別果酒上標有糖度，都未見標注營養成分和熱值。有資訊說香港是會提到酒是有營養的，但也未見具體說法。有人解釋表示，不把酒列為營養物，主要是考慮酒的毒副作用，這實在讓人震驚，哪能因為酒有毒副作用就不去定位酒的營養或能量功效呢。啥東西多吃、多喝了都有毒副作用，酒不過是其間最典型的的代表而已。其實只要我們去思考酒的營養學功效，誰也會得出酒應該是有「營養」的東西，而且是非常高效且能快速起作用之物。筆者在《深度減肥》裡就講了早年販夫走卒途間乏了，一碗酒下肚，就如汽車加了油，接著上路。農村裡人在冬天遇必須下水辦事時，會喝一些白酒熱身，以防止冷水傷身。這些其實是酒的高效能見證。常見一些人喝酒多了就不吃飯，對此都誤以為是酒把胃口傷了，實際是有酒入肚，酒的高能排斥了主食，酒喝多時在其強大又能快速發揮的能量支撐下是可以不再吃主食的。

從酒精進入體內的排泄情況看，綜合醫學界的說法，經呼吸道和消化系統排泄掉的大約占 50%，那麼也還有另外 50% 參與了體內的代謝，凡此種種，都顯示了酒的高效能。對酒能量的疏忽無疑是社會性的問題，建立酒能量的直觀印象，可以從通常食物能量檢測方法上去看，一粒花生米有多少能量，研究者會點燃花生對試管內的定量水進行加熱，花生米燃盡，看試管內水溫度上升多少，由此可大致計算出一粒花生所含的熱量。顯然用一粒花生米相同品質的 52 度白酒去燒水，要比那花生米更能使試管內水溫上升，說明其能量更高。也可以用另一種方法推算酒的能量，做一斤米酒（按 1：1 兌水的米酒）大約要 300 克糯米，釀制一斤乾紅葡萄酒大約要 600

克葡萄外加 50 克糖，燒制白酒民間的說法是三斤糧食一斤酒，雖然糧食轉化為酒會有能量損耗，但足以看出酒的能量。

酒中的酒精能加快心臟跳動，加速血液迴圈，自然增加了人體皮層的營養供應。喝酒微醉以上的程度對皮層來說，意味著遭受長時間的營養風暴。用中醫的術語表述可以稱酒讓體內的陰陽升騰，能量快速通行於體內和體表，而毛髮的正常生長喜靜不喜動，當毛囊被高營養逼迫時也就容易刺激生長，每天都要酒喝個夠的人更成為常態的毛髮刺激生長，導致黑色素供應跟不進，最終影響到髮色。

酒對皮膚和毛髮代謝的刺激，除了酒本身的高效能量外，還帶動了體內原本緩存狀態的營養物，再加伴隨著喝酒往往多吃的高能量「酒菜」（致白），尤其是飲者最受歡迎的肉類，這無疑使「酒風暴」對頭髮致白又罪加一等，猶如破壞性已很大的洪水中還多了許多樹木、泥石等。更何況酒害的附加惡劣性還在於，喝酒往往把主食踢到一邊，不讓黑髮正能量參與。

把酒對黑髮的破壞作用描述得這麼嚴重，主要是批評經常性酒精攝入過量行為。必須強調，當我們說酒精攝入過量時，是不區分喝的是什麼酒的，就如交警查酒駕只測酒精含量。生活中，不論你喝啥子酒，只要總計酒精攝入到不能開車程度以上時，對黑髮的衝擊就開始彰顯。

八、黑白雙英共存的食材

多數食物根據其主要營養物可簡單區分其對髮色是致黑還是致白，有些食物內部致黑成分和致白成分共存，要判斷正負兩種能量對比情況才能評定其主屬性。如地瓜，按理是典型的根塊，東西對頭，應富含黑色素，但現在的大多數品種地瓜甜度很高，其內含的糖又是對黑髮不利的，只能總的來說地瓜對黑髮還是具有正效應。

具體評判上，吃越不甜的地瓜對黑髮效果越好。拿地瓜近親說事，甜度低的木薯可以列入黑髮金榜，而甜脆的雪蓮果（菊薯）已靠到水果那兒去了，可列入支恐榜。吃地瓜論黑髮還與我們吃食策略有關，吃甜的地瓜要樹立進食和攝糖雙重理念，某日適量吃了甜地瓜後就不再吃水果和糖，則地瓜糖的副作用被沖抵，如此黑髮可期。

少數含可消化籽實量高的水果也是黑白雙英共存，比較典型的是無花果以及獼猴桃等，其極高的籽實含量加上甜度通常不是太高，可把它從鬧白的水果裡分離出來另眼看待。但這並不是說吃無花果就很有利黑髮，準確的意思表述是，如果一定要吃水果了，選擇吃無花果（不甜點的）對黑髮的致害作用是最低的。

小心維護黑髮的食物選取態度，根莖塊和水果主要考慮其含糖量，這也是本書隨後《黑髮兵器譜》入列食材的重要考慮原則。根塊裡如荸薺、茅根等，水果裡其它低籽的草莓、菇娘等都有雙重性問題。植物籽實通常不含顯糖，黑髮功效單純，至於其隱含的轉化糖（糧食中都有）就不計免考了。

九、食材中的黑色素分佈

可以說，所有植物都存在黑色素，但植物裡的黑色素能否為我們所用，則要看我們是如何吃這個植物。黑色素並不是充斥於植物體所有部位，而有其所呆的地方。如果我們選取用於吃的部位是植物中幾乎不含黑色素的部位，則我們吃該植食就無助於黑髮。本書所講吃葉菜過多會助推白髮，是基於社會主流的蔬菜吃法是「棄黑吃法」而言，不是說蔬菜植株裡不含黑色素。

1、蔬菜中的黑色素分佈

像白菜，其最富黑色素的是根部，但通常根部在收割時就已被割棄了，剩下那點殘根在做菜時還要被切除。菜幫裡也會有一點點

黑色素，但對黑髮來講又很微弱，於是大白菜就真的越是「大白」菜了。

會去吃像早年冬儲大白菜那樣的白菜還算可以的，畢竟那樣的白菜是較為成熟的，可現在人們選吃的已偏向更嫩也更加不含黑色素的娃娃菜了。吃什麼很重要，怎麼吃同樣重要。

不願意學起來連根吃蔬菜，則對番茄、豆莢、茄子等有籽菜親近些，黑色素收穫會多些。筆者自己現在處理蔬菜時，已對根部手下留情。其實，我們對食物的好惡，與對它的功能定位關聯，覺得吃食會有好處時，漸漸地就會覺得好吃起來。像菠菜根，筆者小時候家中做吃時就是吃的。

番茄也是有籽果實，但人類摘食時籽實尚嫩，黑色素含量積聚還少，不過吃它強於吐籽吃水果。

2、水果中的黑色素分佈

水果中黑色素最豐富之處為它的籽實。蘋果、梨等籽周邊口感粗糙的核區也應有少量的黑色素，皮層上筆者是基於樹木形成層是最富營養和活力的現象，推論會存在點有助黑髮的東西，不能十分肯定。蘋果、梨等籽實只有磨粉直接吃之，才能獲取其黑色素。

桃仁、杏仁等都是黑髮良材。果肉裡當然會有其他色素，但那些色素無助於黑髮。

3、肉裡面的「黑色素」

皮層裡存在一定量的黑色素，當然是指那些皮毛黑或有黑色區塊的動物肉，皮層裡會有自身待用的黑色素存留。全身白的洋豬豬肉皮層裡應該沒啥黑色素。動物的某些內臟裡，如心、肝、腸等含有「黑色素」，之所以給內臟含的黑色素打引號，是作者認為它可能是藍、紫那樣的色素，未必如同植物裡的黑色素，但被吸收後會參與黑髮混成，就姑且算是黑色素。

第五篇
溯源追蹤考古中醫
──真正的繼承
和發展

在感覺治理黑髮無計可施時，很自然會迷惑不解那號稱浩如煙海的中醫藥寶庫，為啥就沒個明確有效的黑髮良方。當鬧清楚黑髮的那些奧秘後，才明白起來，一如傳統中醫不流傳應對肥胖之策同理，先前物質匱乏的中國社會，能多吃肉類和甜食的人少之又少，能見的多為並不厲害的少量白髮，極少數貴族富商有財力多吃那些導致白髮食物的，才會提前白髮，但這不是主流現象，也就不被先醫們重視。用現在的流行語言表述是，沒有社會需求，沒有市場，也就不太會有人去研究以及藥物的研發。

儘管古人沒留下治理白髮的明確良方，但留給我們的已然很多，甚至可以說古人已為我們布好了梯子，爬上去稍加接力距離真相就大差不離了。

一、藥典上的黑髮食材

《本草綱目》中評價：何首烏「能養血益肝，固精益腎，強筋健骨，烏鬚黑髮，為滋補良藥。不寒不躁，功在地黃、天門冬諸藥之上。」關於黑芝麻，寫有：「服黑芝麻百日能除一切痼疾。一年身面光澤不饑，二年白髮返黑，三年齒落更出」。四句評語中有三句也太過邪乎，反倒沒人信。

核桃仁，宋代劉翰等著《開寶本草》中記述，核桃仁食之能黑鬚髮。黑豆，古代藥典將黑豆入藥，但百度搜索未見與黑髮直接聯繫起來的記載，我國從唐代起黑豆就已作為炮製何首烏的輔材，估計後人也就把黑豆一併列入治白髮食（藥）材。

「黑四味」是本書的概括用詞，中醫典籍裡並無專治白髮的方劑，只有對單味藥材的功效記述。今人把藥典裡幾味具有黑髮功效記載的藥材選出來再加上黑豆合併作為古人治理白髮的方略，屬合理的歸納統稱，也方便評述。

　　在白髮治理上推薦吃食「黑四味」，是眾口同聲的攻略，但真正效果如何，未見有言之鑿鑿的結論，更未見有人對「黑四味」和白髮之間在效應機理上給出理論補正。相反，還有出版物對吃食「黑四味」的功效給出大致無效的結語。就連售賣制首烏的商家，面對顧客「其實吃這玩意兒沒啥用」的嘀咕時，售貨員也是表示理解和認同。

　　當然，也肯定有的是吃食「黑四味」見效的人，不會是筆者獨家體會，只是沒人出來「報告」。──實在不好說呀，筆者是在此寫「報告」了，可花十多萬字還不知道說清楚了沒有。

二、半拉子工程──「黑食」由來的現場重建

　　「黑四味」中第一個亮相的是何首烏，在整個配方中地位舉足輕重。被作為白髮治理首要藥材的何首烏見效可謂緩慢，古人是怎麼在芸芸眾食中發現何首烏的黑髮功效的，重建一個什麼樣的發現現場，才能與先人們把何首烏與黑髮聯繫起來的情景相符合，這個問題很有意思也讓人頗費心思。

　　何首烏是我國本土根莖塊植物，但它並不能像後來傳入我國的番薯那樣可以作為糧食使用，並大面積種植。何首烏是可以充饑吃食的，在缺少糧食時能管些用，但其食用價值太不如人意，人們沒有作為食用作物去種植它，只是需要時，挖取些野生的首烏加工吃食而已。所以發現何首烏與黑髮相關聯之地，應該在山區，生活自給自足有難度的山區村落。衣食無憂的山區村落可以排除，無人去吃它，自然也就無從考究其功效。何首烏的功效發現，不太可能是神農嘗百草那樣去界定何首烏的藥效，因為吃食何首烏試驗見效所需的時間太長，試驗的控制性條件又很難具備，古醫者通常不會也太難去身體力行，故發現何首烏的黑髮功效應該是通過民間傳說驗

證而來。流傳何首烏能黑髮的村落還不太可能全是窮人集聚的地方，因為全是窮人集聚的地方，大家頭髮都黑，顯不出哪些人因吃食首烏後的特別之處，所謂沒有比較了就沒有鑑別。所以首烏功效的發現地，應該是一些貧富雜居的村落，生活境遇生變時，有人去吃何首烏，有人沒吃，隨後才有了髮色不同的比較認知。

在雜居村民裡那些生活條件差一些會吃食何首烏的人年長時頭髮要黑一些，但要醫者或懂些醫學的人得出吃得好反而頭髮容易白，是斷不敢那麼認為的，因為還會存在一些富足些的人頭髮照樣一路黑。困惑還會來自貧窮一族裡，即使會吃食何首烏，其照樣會有頭髮白的人，因為如果吃食何首烏的量和頻數不夠，又或還兼以經常性地挖食野菜度過饑餓的人，其頭髮也是會來點白的。過去沒有闡明白長白髮的真正原委，直到此前也沒有闡明白黑白髮變換原理，而在沒有明確理論指引下，無論是古人還是今人對白髮現象一頭霧水是很自然的事情。解決不了全部問題，也只能去發現一些與黑白髮變換相關的一些因素，當然，這也是逐漸逼近真理的探索過程。

作者把古人對白髮治理的方略，界定為是一個「半拉子工程」，是因為古人大致給出了白髮的調理用藥方向，沒有留下導致白髮的成因推測。在「黑四味」這個集合用藥上缺少很重要的吃食量和針對不同程度白髮者吃食後的見效時間描述。當然，要說古人一點沒留下療程方面的時間概念也不是，對於黑芝麻，《本草綱目》寫有服黑芝麻二年白髮返黑之語，但因白髮治理還要視其他變數，不太好複製驗證。什麼樣白髮程度的人以及相對應的黑芝麻吃食量並無詳細描述。關於吃食某味中藥二年方始見效，也足見古人對治理白髮療效遲緩的總結。

於「黑四味」的用藥機理沒有描述，這個倒不能責怪古人，一則古代白髮早現者很少，不像現在這樣成為一種讓人不爽的普遍現象；二則我們現在都沒搞清楚的問題去苛求古人不妥。這個沒有終

極版的治白方略裡，首當其衝的是何首烏，而古人對何首烏黑髮功能的發現和推定也存在困惑，以至於古醫者對首烏的黑髮定性及整個白髮治理不敢把話說得太硬氣。去溯源重建發現何首烏功效的現場是搞清古人為什麼留下這麼一個「半拉子工程」的重要方面。黑白髮上諜影實在太盛。

三、驀然回首話古方──沉默也是金

當筆者堅持吃「黑四味」兩年多，發現白髮確有一定轉黑，確認吃那些黑髮糊糊真會起作用時，再回過頭去重新審視、琢磨那古人傳下來的這些治白髮的所謂藥材時，忽然大有所悟，實感臨門一腳踢開了黑白髮成因和防治的理論之門。

我國中醫藥對黑白髮的治療記載能看見的只是寥寥數語，這讓我們很難從既有的文字中去索解白髮的成因和治理方法。但若啟用「不說」也是一種態度的手法去追究問題時，可以發現，古醫者在千年累積的經驗中，並沒有得出我們對黑白髮那樣眾多無厘頭的歸因，自然也就記無可記了。傳承發展中醫藥，不僅要研究古醫書裡寫了的東西，還要去研究古人沒有寫的東西為什麼不寫。即利用類似法醫檢驗中「死人會說話」的推論，利用排除法向真相挺進。

還是制首烏、黑豆、黑芝麻、核桃仁這四樣東西，見效後再看之竟然脫口而出「該死」，自己該死。這治白髮代表性的四味「方」，其實可以解讀出很多很多的資訊，既可以正解，也可以反解。就是上述記載評價何首烏功效上，用了個比較評判手法，而被比較的地黃和天門冬兩物，也都是植物根莖塊（帶甜味），只此就很具有價資訊。

中華醫藥庫裡有那麼多各種各樣藥材，不選別的藥，入列的制首烏和黑豆藥房裡有，黑芝麻和核桃仁有的藥房裡都不備，是極其

平常之物，可謂是連小藥治大病都算不上，簡直是無藥治大症，平淡中蘊含著極高的境界。肯定這四味藥材的治白髮效果，是一項偉大的發現，其隱含的對其它藥材的不入列，那更值得我們仔細琢磨。

首先，治理白髮，古人沒用進補之法，而是一些中性的食療之材。「黑四味」是平淡無奇原本可作食的本味藥材，該方略中沒有選入補氣、補血藥材，也沒有稍稍貴重緊俏一點的藥材，這其實是古人對白髮現象的定性，含義是白髮幾可說算不上什麼「病症」，無需補。古人看待白髮，白了就白了，不願意白髮可吃些助黑之物，沒有現代人對白髮有那麼多不當歸因和嚇唬人的猜想。

第二、「黑四味」中沒有入選甜味的藥材，中藥裡帶甜味的東西不少，諸如枸杞、紅棗、熟地、桂圓以及蜂蜜炙過的藥等，古人竟然一味也不提起，至少古人已排除了糖對黑髮的作用。瞭解些中醫藥的人對此都可有匪夷所思之感，是古人已感到糖類不利於黑髮嗎？古人在定性可治理白髮的藥材中，甜味類藥一味也「不錄取」，這什麼意思不用多想吧。

第三、「黑四味」裡也沒有動物類藥材入列，如鞭類、阿膠（主成分為動物蛋白和糖）、龜板、龜甲、蛤蚧、鹿茸、冬蟲夏草（介於動植物之間，現代謂之能提高免疫力）、虎骨、鮑魚殼等。又是大類藥材的排除，這類藥是主補動物脂肪和蛋白的，可調理俗稱「虧肉」之症。也就是說，即使在古代物質生活條件下，出現白髮，古人也不認為是缺乏好營養所致。古醫者作出這種排除背後所具有的大智慧和氣度我們現代人卻欠缺得很。

第四、「黑四味」裡一味是根莖塊，三味是普通食材，是中藥庫裡可以說最無藥味、性平無顯著寒熱特點之物。這意味著古人看待白髮現象，不談風寒濕熱、不議實症虛症、不講辨證施治陰陽五行什麼的。何也，實概不相關矣！

第五、沒有一味草藥。我國中藥庫裡，草藥甚多，古人沒有推

薦或認為任何一味草藥與黑髮相關，也可認為是排除了植葉藥材。中藥藥典無植葉藥材推薦可黑髮這是什麼意思？乃是表明數千年的植葉藥材使用經驗，沒有發現哪種植葉藥功效可指向黑髮。一如那片樹葉的茶，中國以及後來接受喝茶的歐洲，從未把它與黑白髮聯繫起來。古人不說，其實也是表明一種認知，已足以提醒我們去驗證植葉對黑白髮的功效如何，並得出多食植葉不僅無益黑髮，反而有致白的作用。

第六、「黑四味」的食用方法也耐人尋味，都是直接研粉吃，不是中藥通常的煎服。看似平常的吃食方法，實際是契合了黑色素在食材或藥材裡的存續狀態的。根據筆者的研究總結，黑色素絕大多數應該是結合在植物纖維和澱粉裡面的，通過水煎分解出的有效成分很有限，這樣也就不可能發現長期煎服那些根莖塊藥材會與黑髮之間產生關聯。也就是中醫藥常用的煎服，不能用在治理白髮上，如此也就可理解為何醫典並無治理白髮的湯方記載。──實在讓作者感到嘆服，就是醫學發達的今天，不知有多少研究白髮的掉進錯誤的坑裡，古人卻連不當的隱含話語都沒有。有趣的是，依據根莖塊理論，吃食多數中成藥丸都會有黑髮效果，只是治白髮既已有「黑四味」那樣簡單研粉即可吃且味道也不錯情況下，也就沒必要再去發現大都較為難吃的丸藥的黑髮效果了。

第七、古人應對白髮並沒有走以黑補黑的路子。中醫藥認為黑色藥材通常有補腎的功效，而「黑四味」裡打頭的制首烏之黑是來自於黑豆汁制進，何首烏本色不黑。黑豆也就那層豆衣是黑的，裡面的豆瓣不黑。核桃仁不黑，僅黑芝麻是基本裡外全黑。相對於中藥材裡主打補腎的藥材，食用「黑四味」實在不算是典型的黑補。其實，「黑四味」只是多種植物種屬的代表，其各自的兄弟姐妹均可擔當黑髮幹將。也有理由相信，古人把讓人吃的「黑四樣」冠以黑的色彩，是在考慮社會心理原理，誘人去吃而已。

　　按本書理論考評治白方略「黑四味」，制首烏不用黑豆汁蒸制，直接制熟即可入藥，因為首烏裡原本存在有助黑髮的成分，用不著加黑豆汁去唬人。用黑豆治白可以，但常吃其他豆類助黑效果不比黑豆差。豆科植物種子都是富含黑色素之物。核桃仁形似大腦結構，認為以形補形應該是現代人添加的理解，古時解剖學未興，醫者未必有明確的大腦生理結構概念。古人用核桃仁治白當是常規的藥理發現，推薦核桃仁主要是常見易得，實際所有的堅果仁都是治白良材，如山核桃仁、松子仁、碧根果仁、榛子仁、瓜子仁等。板栗也有較好助黑之效，但因含糖量高，功效會抵消掉些。黑芝麻是助黑好東西，但吃其他顏色芝麻也一樣有效，以及所有與芝麻相近科屬的能吃的種子都具有很好的助黑功能。——可食用的籽實間和根莖塊間在營養上是具有高度同質性的。

　　古人推薦「黑四味」用心良苦，選擇容易搞來吃的，會去吃的最為要緊。搞些不易弄到的，不常見的，不利推廣食用。

　　關於青蒿治瘧疾，源自東晉葛洪的《肘後備急方》之「青蒿一握，以水二升漬，絞取汁，盡服之」，應該說，就用藥和如何治法，已然寫得清楚明白，只是後人不察，長久沒發現其所記的意義。而關於治白髮，先人藥典裡只說了，哪些藥有黑髮之效，至於吃的量和吃多長時間方面則沒詳細交代。以現代科學看，治瘧疾乃是找到剋星，把瘧原蟲殺死，關鍵在找對藥，找對了見效就快。而治理白髮則大不同，遠非短時就能見效。白髮治理的實質乃是長久的育發管理。

四、中醫藥的又一珍貴點

　　古人留給我們的一些中醫藥知識，現在看是越來越珍貴了。古人對許多食材的藥性評述，現代社會已因缺少好的認知環境而很難

去理清某種食材對我們的身體會起何作用。食材或中藥材的藥理分析，需要相對純粹的飲食環境，那樣方便抽象地比較分析，而現在吃的東西太多、太亂，很難進行食物與藥性間的對應分析。好在古人已做了大量的食物「臨床分析」並傳給我們。簡樸的古人生活，吃得相對簡單，可以見到人們吃單一食物較多的現象，這便於總結某個食材對人的功效。而我們現在，吃的東西太多、品種太豐富，很難搞清楚究竟是哪個食材吃多了給我們帶來災害。這猶如偵破群毆致死的刑事案，揪出那捅了致命一刀的主犯，太難了。

這裡只是作者在考察食材時感到中醫藥相關記載的重要價值，才順便寫個點贊。強調振興我國中醫藥，不能泛泛地肯定，而要找出它確實的價值點才是。除了作者在《深度減肥》裡提到的中醫藥經驗具有現代臨床試驗無法比擬的價值和上段文字所講外，筆者感覺解開癌症種類由來的鑰匙也隱匿在中醫藥的一些學說中。

五、取經路上「妖」事忒多

在黑白髮理論詮釋人類種族之間的髮色差異時會遇見一些難以解釋的現象；在詮釋人類之外的哺乳動物的髮色形成時也會遇見難以解釋的現象；再把髮色理論覆蓋詮釋所有陸生動物時自然更會有難以解釋的現象。隨著逐級深化覆蓋解釋時，情況會變得愈加複雜，難度會逐步加大，也可以說是充滿荊棘和攔路虎，也可說看起來很「妖」的事實在是多。但為什麼本可以搞清人類黑白髮原理後就可以收手，不必再去自找麻煩進一步謀求全覆蓋解釋的，卻為何要力求通解呢？這是因為人們看待黑白髮理論，都會用自己的生活所見去審視，看該理論是否能通解那些自己腦子裡跳出來的「謎」像，能解的方才信之。當然，筆者自己也是這德性，認為科學的髮色理論必須能俗解所有「髮色異象」。

筆者堅信，既然黑色素是由植物加工而來，並儲存於植物根莖塊和籽實中，那麼只要動物是以植物為生的，就得遵循黑色素的傳遞規律，且植物是所有動物的本源能量來源。一些所謂異象，只是我們暫時解釋不了，但不會與科學理論相衝突，既然對理論假設有自信，則必定能擺平那些「迷像」。基於這樣的理念，也就信心滿滿地去進行動物食譜與髮色的統一解釋，然而，當實際全視野展開理論通解時，卻遭遇了重重阻難。於艱難行進之際，也終於鬧明白，在企圖動物解析時，是必須考慮不同物種的消化代謝差異的。人種之間的消化代謝差異，應該基本可以排除，靈長類動物之間的消化代謝也大致相同，但跨種屬動物之間的消化代謝差異就比較大了。找出不同物種間的食譜→皮毛顏色差異背後的成因，那要筆者進一步去惡補動物學相關知識，好在現在的網路對此提供了極大方便，只要感悟的方向對頭，倒也不是太煩人。

人際代謝的先天性差異可以不怎麼考慮，但人類個體的代謝卻是會變的。那些多吃肉食、牛奶、水果、糖類等致出現白髮的人，有理由相信消化系統原本的處理能力變得嬌貴了，適應了很容易吸收的高能物質，退化了處理糧食類食物的消化吸收能力，這也許就是當白髮愈來愈盛時，身體也愈益不會加工利用黑色素。要逆轉這個身體的惰性也需要較長時間的逆向刺激，方能恢復。

筆者已作過交代，即對黑色皮毛的形成理論假設，經常會採取從電視節目裡驗證的方法，而目前動物學家們已搞清動物習性的也只占動物的很少一部分，且在節目裡介紹的動物食性往往不是全貌，實際上也很難搞清楚，許多情形下得作者自己去探索。電視求證中，最讓筆者鬱悶的是偶爾會看見的一些表像具有反本書理論的現象。如某地區上鏡的一些馬匹，按理是草食動物的馬，不應該全身黑毛的，卻幾乎全身烏黑。雨林裡吃水果為生的某種鳥，若按本書理論推究是不應該大部分羽毛黑色的，而它卻黑得氣死作者。筆者當然

相信本書的理論，黑色毛髮由來的理論不會錯，煩人的是如何去找出「異常」背後我們尚不清楚的「正常」。「黑馬」現象的密碼破解，倒不費勁，電視鏡頭裡隨後出現的馬吃食情形，給出了答案，原來該些馬匹喜食當地一種帶籽實的草，怪不得馬匹會那麼黑。後來又發現高原植被的特殊性是會有更多「食草」動物毛髮黑色為主的。個別禽鳥出現大比例黑色羽毛的謎底，直到某日自己吃食雞肫時才恍然大悟。跨種屬去考察動物時，應考慮物種間的差異性，不同物種的消化代謝能力不同，對食物的物理性、化學性、微生物性作用存在較大差異，從而對食物的利用率也不一樣。禽類的肌胃收縮能力強且還會吃食硬質沙石去協助研磨食物，巨嘴鳥整吃進果實後，能粉碎利用籽實裡的養分和黑色素，也就能滋養出多些的黑色羽毛。最特異的如胡禿鷲，它的胃酸比蓄電池液體還要強，能夠溶解大塊的骨頭。而人類吃進帶硬籽實的水果時，硬籽實只過境人類的胃然後就整粒排出，利用不了裡面的黑色素。牛羊等反芻動物是有四個各具生理消化特點的胃，對人類基本沒營養的青草、秸稈和稻草等對它們卻是美味，存於稈莖裡的黑色素它們比靈長類動物能利用些。馬有著龐大而特殊的消化系統，能研磨粗硬飼料的強有力臼齒，粗、長、大的大腸系統能利用大量微生物酵解食物纖維，長達 72 小時的食物體內排空時間。如此等等，一些牛、羊、馬的毛色也就有超越「人理」的現象。

　　作者自認為已經不信「妖」了，但讀者還會有「妖」，一定要相信只要人認真，「妖」終除。

第六篇
諜影重重話白髮

　　白髮現象確實有一定的詭異性，這種詭異性一是來自黑白髮的物理特性不同，二是長在人類頭上的白髮人們在理解它時，會摻雜較多的認知缺陷，客觀的複雜性和主觀的假像迷霧相互作用，造就了不少歷史髮色謎案和現實誤讀現象。

一、從「光緒毒殺疑案」看頭髮生長特點

　　頭髮的主成分是角質蛋白，沒有血管，沒有神經，也可以說沒有生命。頭髮長出後是不再參與體內循環的，類似的還有長出來的指甲。植物的枝葉是參與營養循環的，如缺了某種營養物，葉子會發黃、會蔫、會掉等。當然，頭髮也會掉，但那是毛囊那兒的事。正是頭髮的這種生長特性和物理特點，才有了清西陵崇陵光緒頭髮的法醫學毒理檢驗，以測出光緒帝生前一定時段內的染毒情況。

　　年輕的光緒帝先太后慈禧一天而死，由於光緒與慈禧的帝后黨之爭勢不兩立，慈禧又實際掌控著當時的朝政，人們就猜測可能是因慈禧知道自己活不長了，害怕她死後光緒改變她制定的東西和對自己不利，所以先毒死光緒。史上既有此疑問，1980 年文物管理部門清理被盜的光緒陵地宮時又正好能取到光緒帝的頭髮，為解開「光緒之死」這一歷史謎案，從 2003 年開始，中央電視臺、清西陵文物管理處、中國原子能科學研究院、北京市公安局法醫檢驗鑒定中心等單位的領導和專家組成了「清光緒帝死因」專題研究課題組，在不能開棺直驗且時隔久遠、檢材條件很差等不利因素下，專家們歷時五年，由光緒帝髮砷入手，利用「中子活化」、「X 射線螢光分析」「原子螢光光度」等一系列現代專業技術手段，通過開展對比、模擬實驗、雙向圖例等工作，對清西陵文物管理處提供的光緒遺體的頭髮、遺骨、衣服以及墓內外環境樣品進行了反複的檢測、研究和縝密的分析。

　　人死後，頭髮即停止生長，活著時的頭髮生長速度通常為每日0.3毫米左右，據此生長速度，可計得離髮根 1 釐米處為生前一個月間的產物，1～2 釐米處為生前倒數第二個月的產物。如果生前攝入過砷化物會代謝沉澱在頭髮上，根據某一段位元頭髮砷化物含量的測定比較能推斷毒殺的可能性（我國古代毒害他人，急毒殺和慢毒殺，首選毒物為無臭無味，外觀如白色霜狀粉末的三氧化二砷，俗稱砒霜）。如若測出的砷化物含量接近或超過致死量，則慈禧就難脫干係，因為光緒生前是被慈禧軟禁於中南海瀛台的。

　　光緒帝物證檢驗，頭髮截段和衣物上含有劇毒的砒霜，其腐敗屍體僅沾染在部分衣物和頭髮上的砒霜總量經科學測算就已高達約201 毫克（人攝入 60～200 毫克砒霜就可致死）。專家組最後給出的鑒定結論是光緒帝突然「駕崩」是急性胃腸性砒霜中毒所致。

　　有趣的是，實際上類似研究光緒髮毒含量去探測死因是一個新聞陷阱，檢測頭髮裡的毒含量，只能用於查考慢性毒殺，並不能檢驗急毒殺。人被致死量毒物殺死時，毒還來不及存積在頭髮裡。光緒帝髮毒檢測結果顯示，髮根處砷含量不是最高的，髮梢及另一處的砷含量高於普通人 2000 多倍，而根據現場殘留毒物形成原理可知兩處超高毒含量應不是源於代謝存積所致，是胃內存毒溢流侵蝕所致，因而排除了慢性毒殺，指向急毒殺。至於究竟誰是毒殺光緒帝的主使者，亂世宮闈實難鎖真凶。類似的髮毒檢測法也曾被法國用於拿破崙的死因調查。

　　筆者話聊光緒髮毒案，在於說明，科研人員研究頭髮內存毒，其依據的原理就是髮質的不變性，這種長出後髮質的「死性」意味著人類的頭髮並不會一夜變色。如果人的頭髮長出後仍會參與代謝，則頭髮裡的毒就會被稀釋沖跑，那還查啥？若如此，髮色急變就有可能，而通過髮內存毒去探析光緒是否被慢性毒殺就顯得荒唐。搞法醫的自然知道髮質代謝特點，不會信「一夜白頭」的虛妄之說，

他們倒相信死人會「說話」。

二、歐洲上空的白雲——白髮頭套習俗探源

　　據說從 12 世紀開始，英國的上層社會就開始流行戴白色卷髮套出席各種正式的活動，位高權重的法官們也如法炮製，隨後成為一項約定俗成的規範。英國律師開始帶頭套的時間，要比法官們晚一些，中世紀末期，英國的律師階層逐漸形成，並與王權和統治階層產生了密切聯繫，成為了上層社會的一分子，出庭時也開始佩戴白髮頭套。至今我們還能從出庭的香港法官頭上見到白髮頭套。

　　對早期英聯邦國家上層社會人士盛行帶白髮頭套，有人解釋認為，在中世紀時，過度的勞累和疾病使得司法人員們過早地掉光了頭髮，為了在公眾面前掩飾自己的「聰明絕頂」，假髮遂流行，約定俗成成為英國法庭的一景。也有人說，法官戴假髮是表示自己的德高望重，而律師戴假髮可以在一定程度上起到掩飾和保護作用，因為他們擔心自己的辯護結果不能得到被告人及其家人的認可。但種種不同的解釋都顯得勉強，很難說服人。

　　這是一個非常有趣的現象，當我們討厭白髮，發現白髮要千方百計使它變黑時，世界上竟然有把白髮當作一種高貴的時尚來推崇的。然而當我們揭示了白髮的形成機理後，再去看那以戴白髮頭套為尊貴的現象，不禁莞爾，原來背後還是與生活相關。早期歐洲社會人們生活大都過得也平常，只有能經常吃到魚、肉、蛋、水果、乳製品等的人才可能帶來滿頭白髮，而這自然是那些社會地位高的統治階層才有機會完成。當發現滿頭白髮與社會地位間的關聯，慢慢地也就演變成視滿白頭髮為社會地位的標誌了。

　　一個與現代人開玩笑的現象是，越是貧窮些的時候或地區，那時或那裡人們的頭髮往往越黑，而越是富足的時候或地區，那時或

那裡人們的頭髮反而容易白，有機會遍遊全球各地的人對此會深有體會。歷史上的絕大多數時候和地區，貧窮老百姓想白髮多多幾乎是奢侈的願望，在物質相對匱乏的過去社會，平民百姓的髮色是不會變成全白的，因為那些會導致髮色轉白的食材基本上是些高營養、高價格的食材，普通老百姓買不起，自然也吃不起的，百姓的經濟收入無法支撐他們去經常性地吃食致白性食材而使自己頭髮全白。反過來考慮，過去社會只有王公貴族、富商巨賈、高官厚祿等有地位、有錢的人才有能力和機會去多吃那些高營養且又好吃的食物，而這些食物恰恰是導致頭髮全白的由來。白髮背後是吃得好，吃得好要有金錢支撐，金錢來之於身份、地位、能力等，如此，滿白的頭髮很大概率地意味著身份的非富即貴，這樣我們也就容易理解弄個白髮頭套戴上的奧妙啦。

崇尚戴白髮頭套，與白髮者可能年老穩重些無關，歐洲人不傻，若白髮是衰老的標誌，衰老又與昏聵緊密相連，哪會弄個白髮頭套戴著顯擺。戴白髮頭套顯示智慧的意思是稍可成立，聰明人的往上階層流動性和賺錢的能力自然都強一些，可以創造機會把自己頭髮吃白。戴白髮頭套為了顯示身份、地位的意味應該是很濃的，因為滿頭白髮與身份、地位間有飲食條件的關聯。

歐洲人至今尚存的戴白髮頭套現象，也給我們以啟示，白髮現象是可以換一種正面的角度看待的，且這種另類的審美早就存在。東方人那種把白髮非得與衰老聯繫起來的觀念大可不必，而且有庸人自擾之嫌。

英聯邦國家的流行戴白髮頭套，也說明其歷史社會上滿頭白髮者在下層貧民百姓中基本見不到，否則戴白髮頭套不但沒意義，更會與地位低下者混同。古今中外有錢有地位人的通病都是往身上招呼的裝飾物必須是普通人沒有的稀罕之物。

英聯邦國家流傳幾百年的白髮頭套，只因之前並無黑白髮的由

來理論，人們對白髮頭套一直不明原委，其實，細思之，是對本書黑白髮理論的歷史實證，

三、「白毛女」的髮色真實性分析

　　戲劇「白毛女」在建國後的幾十年間廣為人知，現在翻唱的「北風吹」就源自該劇，說的是「喜兒」不堪地主老財逼債，躲進山林，兩年後迎來解放翻身時已成滿頭披肩白髮。在許多文學作品中，都存在某一人物因故脫離人類社會居於野外後，用滿頭白髮來描寫其境遇。曾有人將脫離人間煙火野外長期居住者的白髮歸結為是沒有鹽吃而導致的，這是不知就裡想當然的歸因，不成立。非洲現存的無鹽部落人並不存在頭髮變白的現象，世居野外的人類近親沒有鹽吃的黑猩猩也不是白毛猩猩。

　　假如文學作品或戲劇裡的「白髮野人」角色現實中確實有原型，那麼隱跡山林而變得白髮飄飄的原因，應在於他野居時支撐生命所尋獲的原始食材結構，如果以野果和野菜為主充饑度日的，則時間很長了頭髮變白是會發生的，但根據本書理論，即使如此（通常能養住人的野外環境，人類不至於這麼牛存吃食），頭髮致滿頭白的可能性還是甚小，因為野居條件下挖食野菜，基本不可能只吃菜葉子、蘑菇等致白食材，而只要有野菜幫子或些許根莖吃進，其含有的黑色素就能維持相當數量的黑髮。如果可吃的樹皮、草根在飲食裡有一定占比，及偶爾會下山偷點玉米、地瓜什麼的，是不會有較多白髮的，因為這些食材中的黑色素能讓頭髮維持黑色。另外，即使「白髮野人」會通過捕獵補充蛋白質，則其連皮帶肉、內臟不棄地「粗吃」野味的食法也會比社會化居住的人能獲取多一些的肉食裡的「黑色素」。

　　所以，作者認為「白髮野人」應該是人們想當然的藝術誇張性

現象，這種利用白髮渲染人物的悲慘處境，源於一直以來對白髮產生原理的誤解。按本書理論推演人類野外生存食物與髮色的關係，不用說「白毛女」不會有，連「花白女」都很難發生。何況現代劇「白毛女」故事背景是冀中地區，要度過北地冬天沒有根莖塊食物和堅果儲備是不可能生存的，既然野外生存了下來，維持生命的食材裡護住黑髮的黑色素含量必定不少。披肩的白髮需要三四年才能形成，「喜兒」只在野外待了兩年，又那麼年輕，處處透著不合理。

　　對白毛女的角色形象，理論推演得出是不符合科學時，筆者自己也感到驚悚，寫書碰到硬茬子了。寫實性藝術創作歷來強調作品中人物基本是源於生活，風行一時的經典劇其主角造型髮色怎麼會經不起推敲呢？編劇者說有，按理應是據實所寫，難以質疑。本書說沒有，要麼編劇錯了，要麼本書理論錯了，這無疑把本書理論逼到了與藝術創作原理大 PK 的境地，擔心去涉評白毛女形象是作者自找麻煩。

　　《白毛女》一劇的故事，發生於 1940 前後中國共產黨控制的華北解放區，距今已有八十來年。評論歷史人物和事件，越是遠離現在越好評述，真實的情景愈是年代久遠就愈是模糊，評得隨意些，古人又不會從棺材裡跳出來指正，後人寫書拿捏空間較大，這也是社會上混跡江湖的「名人」多以歷史故事和人物發家的原因。但對發生於近現代的事，給出推演評述時，是非風險會很高。不過作者信科學不信傳說，千年的白髮疑案要審，近代的白髮疑案也不懼。白毛女的形象太廣為人知，很容易會有讀者用白毛女來校驗本書理論，必須查究清楚，給個說法。立案偵查。

　　這一查資料，筆者樂了，也大為感歎，科學就是科學，橫掃一切疑惑。原來該劇的前身並不叫《白毛女》，主角也不是滿頭披肩白髮，後來我們看見的《白毛女》是 1945 年延安魯迅藝術學院集體改編創作的。也就是《白毛女》一劇前身原創作者並沒有無中生

有把喜兒頭髮搞白。據瞭解《白毛女》一劇改編由來的人士介紹，改用白毛女形象是借鑒了當時流傳於冀晉一帶的「白毛仙姑」，形象嫁接原委是用白毛女形象更具藝術衝擊力。

有趣的是，民間傳說的能懲惡揚善、主宰人間一切禍福的「白毛仙姑」是否存在可不論，但凡被奉為仙姑的，冠以「白毛」倒是有合理性。一是流傳為仙姑的具有髮色演變所需的時間跨度；二是也具備白髮所需的食材，因為被視為神明的仙姑多以百姓貢品為食，而百姓置於香火臺上的貢品往往是肉、水果、甜點等好東西，有「白食」可以白吃、吃白。[5]

藝術的「真實性」原本用不著細究，何況揭示白髮形成的科學原理在本書出版之前一直就沒有，不能指責那時的藝術家們改變「喜兒」髮色存在科學缺陷。《白毛女》一劇很好。這裡考證白毛女妝容，主要是為了還原白髮的真相，不讓眾多歷史白髮迷像繼續再誤導我們。

白髮是生活過得好的象徵，用滿頭白髮去渲染生活艱辛是搞反了。

四、江渚上的白髮漁樵——古詞趣解

「滾滾長江東逝水，浪花淘盡英雄，是非成敗轉頭空，青山依舊在，幾度夕陽紅。白髮漁樵江渚上，慣看秋月春風，一壺濁酒喜相逢，古今多少事，都付笑談中。」這是清初毛宗崗父子評刻《三國演義》時放進的卷首詞，原詞作者為明中葉楊慎（1488～1559）。該詞如歌如畫，氣勢磅礴，震古鑠今。筆者引此大作，是聊聊詞作中那位立於江渚上的「白髮漁樵」。詞作中漁樵的年齡幾

---

5 早期資料顯示，「喜兒」和「白毛仙姑」是兩個獨立的故事，前者是真人真事，後者是民間傳說。2019 年見有新演繹的《白毛女》創作由來版本，在新說法中兩個故事混為一談。筆者認為，該新說法存在事項邏輯矛盾。

許，很難推測，鄉土社會七八十歲者尚能上山砍柴下河捕魚的並不少見，但即使七八十歲了要把自己弄個滿頭白髮，卻非易事。

那麼，《三國演義》開篇詞中用「白髮」來修飾「漁樵」是作者為了渲染老者的閱盡滄桑而進行的文學誇張嗎？也不應該是。如此名作千錘百煉始成，不會不顧生活邏輯隨意用詞，關鍵是這裡的「白髮」修飾的是一種特定人物「漁樵」。「漁樵」者除耕作之外還從事漁獵、砍柴的營生，用現代時髦用語定位屬農業社會裡的多種經營者，其家庭經濟收入和飲食條件要遠比普通百姓強，肉類、水果既可有家裡種養的，還可有野生的，也即「漁樵」者的生活飲食中是具備讓自己白髮較多的條件的，屬鄉土社會裡的白髮「少見族」。故詩詞上的「白髮漁樵」用語是詞作者生活見識的描述，是一種少數現象的特指，符合髮色變異之理。如詞作中改用「白髮農夫」，那則反而因小概率事態可信度差了，因為農夫很難把頭髮搞得全白。查看楊慎《廿一史彈詞》，其不只一處提到「白髮漁樵」，顯非隨意用之。就像筆者前面說過的，白髮不是農民的標誌性現象，如若是「白髮農夫」則既不朗朗上口，也不合情理，但「白髮漁樵」卻合理。

再看詞作，「一壺濁酒喜相逢，古今多少事，都付笑談中」，這裡的濁酒當指自家釀制的米酒。鄉土家庭的糧食首先滿足果腹，若無餘糧通常不會去釀酒，家中有酒就是生活較為富足的象徵。濁酒為何物？它是把糯米中的澱粉轉化為糖，再把部分糖轉化為酒精的飲品，因成酒後未做沉澱處理或過濾，酒色不清，故俗稱濁酒。穀物用於制酒而剩下的酒糟如若不設法吃掉，能量攝取是有，但糧食中的黑色素就餘量很少，自然常飲者會給白髮助了一分力。

又，能笑談「古今」多少事的人，自非泛泛之輩，是見識、氣度、能力絕不輸廟堂之上的鄉土智者，這樣的人物日子通常過得好，

其種的菜長得比別家的好，種的甘蔗比別家的甜……也有早生華髮的資本。

五、「飲中八仙」評考——穿越時空的診斷

　　飲中八仙是指唐朝時期嗜好飲酒的八位學者名人，也被稱為酒中八仙，或者是醉八仙，為李白、賀知章、李適之、汝陽王李璡、崔宗之、蘇晉、張旭、焦遂。飲中八仙在我國酒文化中影響頗深，八位的形象至今多見畫在一些酒罈上。其實，這醉八仙並非個個酒量大或嗜酒如命，當時就有較多名人炒作上的附會之意，後人未細察更是渲染酒與仙一體，給我國糟糕的酒文化推波逐浪。

　　「飲中八仙」的李白，比八仙老大賀知章小了二十多歲，賀氏八十多歲了頭髮才兩鬢有白，有其八十多歲作《回鄉偶書》為證，詩中所述「小少離家老大回，鄉音無改鬢毛衰」，並非滿頭白髮。而李白從其 52 歲時寫的自抒詩《秋浦歌》中「不知明鏡裡，何處得秋霜」看，已是滿頭的白似「秋霜」，李氏還在別的詩作裡自謔白髮三千丈。李白與賀知章相差了一代的年齡，髮色差異如此之大。李白把頭髮搞得那麼白，很重要的原因就在於李白的亂喝酒，號稱「鬥酒詩百篇」，是用鬥喝酒的（以唐代小鬥計量一鬥酒，普遍認為約合現在的 4 斤），與其命運多舛無關。而據記載，賀知章在生命期內晚年始縱酒，可見其為官時飲食有度，也就頭髮可以到老也不怎麼白。古代社會少見白髮，但官宦一族，生活條件好，是上歲數了易白髮的人群，賀氏到八十多歲才鬢白，也可推知其生活中少涉「酒肉臭」的場合。

　　從酒對健康和壽命的影響看，其時同列飲中八仙的草聖張旭活了 75 歲。張旭喝酒三杯就迷糊，那時社會尚無蒸餾的高度白酒[6]，

---

6 我國蒸餾器具西漢時就有，但可考證的蒸餾酒製作不早於宋代。

喝的應是低度的米酒或果酒，唐代的酒杯並不大（由於酒杯不大，有人據此懷疑唐代已有蒸餾酒），通常一杯不超過 50 毫升，今尺量之，遠算不上過度飲酒，其比李白多活了 14 歲。當然李白張旭二人壽命都比不過飲食長期有度活了約 86 歲的賀知章[7]。

　　順便推測一下賀知章的卒因，未見記載賀氏因何疾而歿，查考賀氏作《回鄉偶書》和卒年大多認為都在其 86 歲這年。賀氏居長安，86 歲高齡仍不懼千里旅途勞頓，回浙江老家。到了家鄉腦子好使，腿腳也仍然靈便，其詩作回鄉偶書和兒童相見不相識即說明如此。但賀氏也歿於這一年，好端端的說走就走了，筆者推測其最大可能是因高血壓中風去世。古代健康達人會明白和堅守飲食度數，然再精明也不會防到鹽上，加上賀氏晚年的縱酒，而通常酒喝多則菜吃得多，菜吃得多則鹽攝入也多，致血壓過高早走了幾年，否則我等後人或可多見幾首他的好詩。

六、「一夜白頭」乃千古之謬──伍子胥究竟是怎麼過昭關的

　　相傳楚國伍子胥（西元前 559 ～ 484）因父兄被陷害，外逃投奔吳王，一路東躲西藏，好不容易來到楚國的邊境昭關，其時鎮守昭關的是當時楚國著名大將，且邊境重關戒備非常森嚴，很難安全過關，糾結於報仇和如何過關，焦急萬分的伍子胥徹夜未睡，竟然一夜之間頭髮全白，並借此蒙混出關。這是流傳深遠的傳說，但以科學的髮色變化理論審看此事，一夜愁白了頭髮，是不符合頭髮的生長原理的，即使毛髮支援系統，一夜間斷崖式崩塌，原本的黑髮也不可能變白。如果發生一夜間黑髮變白，那麼頭髮的營養運行應該就像是一棵樹那樣，營養液是在樹冠和樹葉間不斷運轉的，而實

---

7 唐代飲中八仙有生卒年月和生活習慣記載，可作對應分析的就這幾位，且所述三位都不是死於非命，並非作者只挑與本書理論能呼應的古代人物事例評說。

際上，長出來的頭髮是之前的代謝結果，長出後的頭髮不再參與代謝，是不可逆的，不會改變顏色，這是頭髮的特殊生長規律決定的。也就是，毛髮支援系統因遭受重大事項打擊，就算是會影響到髮色，那只能表現在此後長出的毛髮顏色上，而不會影響之前已長出的毛髮。

世間本不存在一夜白頭現象，流言傳千古實屬以訛傳訛缺少科學信念之故。伍子胥闖昭關也另有說法，說是有他人幫忙把人和馬化妝成白鬍子白馬混出關的。從本書所述不存在一夜白頭現象看，伍子胥的滿頭白髮應是化妝之故。

查伍子胥當時的年齡未滿四十歲，在古代，即使高官及身飲食條件較好，白髮產生會早一點，但不到四十歲這個年齡鬧個頭髮花白也許有些可能，弄個滿頭白髮可能性很小。無論是愁白頭過關還是化妝出關，兩個傳說版本實際都認可伍子胥到達昭關之前頭髮不白，既如此，可以斷定，並不是急白了頭而恰好容易蒙混過關，而是諜戰闖關行為。

以上文字形成於 2016 年 2 月 18 日白天，可就在當天筆者下班回家看央視一檔澄清我國 1996 年長三乙火箭首飛失敗的死傷人數謠傳節目時，螢幕上赫然標出了火箭總師因發射失敗一夜間急白頭的文字。筆者見之，既鬱悶又驚悚，科學不認可一夜白頭現象，怎麼又見現代版的了？而且是央視節目的報導。好在隨後出鏡的總師一露面就對一夜白頭描述，作了解釋，說那是多少有些文學誇張。列位，當事人電視採訪節目中出鏡說事，一上來先對不當的一夜白頭描述給予糾正，話雖委婉，仍屬「打臉」行為，可見其背後的闢謠衝動已到了非說不快的情景，那可是央視採訪，大凡能放過記者的欠妥之處一般不會計較。真不愧是搞航天科技的，容不得半點虛假性東西。

可以肯定，坊間流傳和媒體報導的許多所謂愁白頭現象，都是

以訛傳訛之說，因為白髮與愁緒扯不上關係。如若有人不服作者此判，非得相信存在一夜白頭，則同時也該去相信「有人在燙髮和理髮時會疼得哇哇叫」的傳說，因為這兩種說法是一脈相承的等值命題。

　　人生壓力再大很難超過地震被埋廢墟下數天，可曾有救援報導，被埋地下數天獲救的人，頭髮從黑變白的？

七、流言背後的誘因

　　明明並不存在的「一夜白頭」，為什麼坊間流傳得那麼深遠又廣泛，印度泰姬陵傳說中也有姬死王悲而致一夜白頭的故事。簡單的錯誤認知很難理解會流傳千年，是否白髮有什麼詭異的現象迷惑我們，以至於背離科學去相信子虛烏有的現象。從存在的通常有其合理性一面而論，引導我們產生「一夜白頭」的錯誤認知，確實與黑白髮的不同生長特性和物理性有關。

　　白髮比之黑髮不僅長得快，而且物理性能比黑髮粗而硬，有桀驁不馴的風格，相對於綿伏的黑髮，容易支楞起來招搖，引人注意。日常中我們注意頭髮梳理養護，可以把白髮抹入黑髮中遮掩起來些，而有一定數量白髮的人，當遇有重大事故時，往往無暇也無意像平時那樣出門前打理頭髮，這使得白髮前出和飄起，比之平常顯眼猖獗，加上外人對當事者的合理偏見，用悲慘的眼光審視之，也就容易覺得其一夜間白了頭，或至少一夜間多出了許多白髮，這就是流傳千年的一夜白頭疑案真相。

　　全黑髮者和滿白髮者，因同色頭髮物理性相同，靜一起靜，亂一起亂，沒有黑白髮參差現象。可以肯定的是，凡「被一夜白頭」者，都是原本就已有相當數量的白髮了，否則很難誘使他人犯認知錯誤。一個頭髮基本全黑者，絕不會一夜白頭，遇天塌下來的事，旁人也

無從說他一夜白了頭。

　　誤認一夜白頭的心理學原理在於悲情認知對客體的想當然投射。

八、帶入空間站的白髮誤讀

　　2018 年 9 月央視新聞頻道國際時訊欄目報導，俄羅斯空間站上發現一個小破洞，修補材料又用完了，宇航員為此愁白了頭。站裡理髮者言之鑿鑿地描述，接受理髮的同事在發現破洞之前只有 4 根白髮，在破洞終於設法修復後，已出現 47 根白髮。這是一則難得的對白髮增加作細緻數量化描述的事例。其時有宇航員眼見著同事增加白髮根數的現象不容置疑，但增加白髮的原委歸因於為事發愁的心緒卻不妥。

　　空間站是個環境非常特殊之地，會對宇航員身體帶來多種影響，但從空間站理髮師的話語看，沒有認為太空環境會對髮色產生影響，而是情緒影響了髮色。筆者認為，影響到髮色的原委還是在於其特殊的食材和宇航員的個體髮色狀況，與喜怒哀愁沒啥關聯。

　　俄羅斯西部以歐洲人種為主，歐洲人的飲食習慣普遍人到中年後黑色素易短缺。空間站裡白髮增加者屬白種人，原本已有四根白髮，表明其已越過了髮色黑白變換的平衡點，頭髮變得粗些，生長速度也較快，這時的身體髮色代謝天平在致白食物上稍多一點，就會加速增加白髮。白髮增加需要一定的時間長度，空間站的生活具備長出可視白髮的時長，俄羅斯宇航員經常會在空間站裡呆上數月甚至一年左右，所報被理髮者髮式是平頭短髮，可以演變出一些整根白髮。那些上天轉幾圈或待幾天就返回地球的宇航員再怎麼地也是不會突然增加白髮的。空間站裡另一特殊之點，就是宇航食品，這是製造白髮最要緊之物。宇航食品由於攜帶和儲存的限制，會採

用高營養、高能量的食材，碳水化合物占比較小，而這樣的食材黑色素含量較少，又有利於頭髮生長，如此空間站裡時間待長了，個別「髮速」快的宇航員增加白髮數量也就不奇怪了。

九、「白頭亂象」會蒙眼也會誤導科學

　　「一夜白頭」這樣的千古誤傳，在白髮少見的早期社會誤傳的危害也不大，但在白髮現象今非昔比的現代社會，不給予科學澄清的話，危害就大了。頭髮的髮色變換有可追究的客觀原因，並不是變幻莫測的，「一夜白頭」是在渲染頭髮生長變化的詭異性，把人的情緒與髮色變化不當聯繫起來，有把科學引向迷信的嫌疑，容易誤導人們不去注意黑髮的真實原因，反而偏信那些忽悠人的黑髮「神藥」，也會使那些有志於黑髮的人，不能堅定地走在正確的「護髮」之路上。情緒會對髮色變化起作用，那還去關注飲食結構幹嘛？如果一定要堅持情緒會影響髮色，那也應該發生在情緒長時間地改變了飲食習慣時，而不能在短時間內導致髮色急劇變化。

　　習慣於「一夜白頭」之說者，在聽到這是錯誤的指正時，常會有人直覺地道，「嘿，電視裡曝光的一些貪官，剛抓進去時是黑髮的，到出庭受審時就滿頭白髮了，那不是一夜白頭的佐證嗎？」好在遇到這樣質疑的，只要瞪他一眼，其通常就「哦」的一聲就不言語了。從逮捕關押到案件查清起訴受審，大致是原來染過的黑髮盡去白髮原形重現的時間。

　　關乎人類健康的事，若是不當的歸因和描述，就不是隨便說說，錯了也無害的問題。種種白頭亂像，也許正是醫學界之前沒人去搞清黑白髮成因的重要緣由之一。

十、名人話治髮　明言無忌量效齊出

關注用制首烏、黑豆、黑芝麻、核桃仁治理白髮，基本都說吃這些東西能黑髮，但都缺少兩個原本不應不提的每次用量和見效時長問題，大概是不清楚或是不知怎麼說也就避而不談了。多年前的某天，在一個訪談節目裡，著名的某田徑教練，說到了他的「髮治」見識，「整治白髮有何難，每天兩個核桃，吃兩年頭髮准保轉黑」。M 先生顯見有「髮治」經驗，才有此高論。筆者在此特別提及 M 先生之論，是因為其言雖簡潔了點，卻涉及了許多所謂「髮治」專家未敢言及的「黑食」用量和療程兩大重要問題。核桃兩個、吃食兩年，頭髮可轉黑。筆者聞聽此言後曾每日兩個核桃吃了半年，見無甚效果而放棄，但並不能因此去懷疑教練之論，因為自己沒有堅持吃兩年，未達到「醫囑」的時間要求。後來採取「黑四味」吃幾年，發現白髮確實轉黑後，再想起 M 先生那些言論時，才明白其間的種種奧妙。

教練的經驗之談需吃兩年方才見效，言明了「黑食」治白髮耗時長，必須堅持才能迎來勝利，也肯定了核桃治白髮的療效。但與 M 先生兩個核桃治髮能轉黑相對應的當是白髮初現者，這些人的飲食中所缺黑色素量不多，兩個核桃能彌補缺口，而不是白髮較多者如法炮製也能如期轉黑的。其吃兩年能轉黑，也不是過兩年頭髮轉黑後就可以不吃了，而是要把兩個核桃作為飲食的組成部分一直吃下去頭髮才不會再一次反轉。加補黑色素與平常治病殺菌、祛毒不同，菌殺了毒祛了可以停藥，但因物質短缺打破的平衡，即使平衡恢復了也不能停止補充供應。

M 先生是在電視媒體上抖露「髮治」經驗，沒有詳談的時間。讀者當知，講黑白髮理論，筆者寫此一本書去細說尚難周全，簡論之則實易掛一漏萬。電視出鏡論事的時間限制，許多複雜問題很難

說清原委，使得一些業內高手秉持說不清楚或不方便說就不去說的態度而往往不願意接受電視媒體採訪，反而是那些業務能力差一點的最熱衷於通過電視露臉湊名望。這給社會上許多明眼人困惑，腹議感歎各界無高人。其實，真正影響國政大計、決定各行業、各部門走向的還另有他人。

兩個核桃之說。這是基於個人或部分人群實踐得出的經驗之說，表明核桃確實對黑髮有功效，但需要較長的時間。全理論審視，完整地描述「兩個核桃」經驗，可修正為，對於那些黑色素缺失不是太多的人，每日兩個核桃堅持吃幾年會見效，但對於黑色素缺失較多，即飲食偏離值較大的，則謀求黑髮，還需多管齊下，多品種一起上，方保成效。

十一、明星的黑髮奧秘——噎人的質疑

媒體曾報導國內某知名舞蹈家，快六十歲了仍滿頭黑髮，其護髮的高招是自青少年時期就開始吃制首烏、黑芝麻、黑豆、核桃仁等，堅持至今。

從年輕時就開始長期「黑食」護髮，不使體內出現黑色素短缺而打破代謝平衡，不讓體內黑色素代謝因短缺而遭強迫性改道，自然永葆青春。這種提前守候的行為非常人所能為，實在讓人讚歎。關於那些「黑食」的真實療效，之前可謂是沒有確切定論的，就是從事白髮治療幾十年的老醫生也坦言不敢確認「黑食」的可信效果，女舞蹈家竟能堅持數十年，有此精神和毅力人生何事不成？無怪乎其馳騁舞臺事業常青、風光無限。不過非常行為的背後通常有非常的認知背景，其親朋好友中應該是有「護髮」成功的經驗傳承的，或有局域流行的黑髮經驗支持，不太會僅憑道聽塗說就去那麼執著地堅持。

　　從本書揭示的黑白髮理論看，頭髮的護黑防白倒也不必動手那麼早，願意較早收納「黑四味」作為日常餐中之物自然也好，若不願意過早吃那些玩意兒，當日常飲食護黑力有不逮，白髮開始展露時，再行動手也不晚。城市職業女性一般起始關注髮色有無變化的年齡段，大約在四十來歲時。筆者說句趣話是，黑白髮理論出來了，白髮沒那麼可怕、難纏，遲些出招來得及。扼白魔於未萌自然好，等白魔露頭了再下殺手也可。

　　不謙虛地說，我國關於白髮的治理，在本書出版之前，並沒有一個讓人理解和信服的理論。能在混沌現實中堅守一種理念和行動，要有「唯我獨醒」的意氣。面對早吃「黑食」主動性護髮的成功者，也很容易招人質疑，「嘿，你不吃那些玩意兒，頭髮或許也不會白」。這種假設性反問是典型的抬槓性思維產物，懷疑論者都可能這麼發問，是很讓人不爽的質疑，能噎死人。不從年輕時就開始「黑食」護髮，到年過半百頭髮仍然不白的可能性確實存在，且大有人在，強調提前護黑行為未必存在因果關聯，在邏輯上是沒有問題的。國外有機構調查結論是全球有50％的人，在年過50歲時會出現白髮。依此推論，年近60頭髮仍全黑的發生概率自然又會小許多，在城市職業女性身上的發生概率還會更小。善質疑之人通常是強調小概率事件的發生，而聰明人行事取向是遇需選擇時，會遵從大概率原則。

　　從事舞蹈的藝術家，做到藝術常青，需要一直保持好的體形，嚴防超重，其日常飲食中，是不會過多吃肉、水果、糖等高營養之物的，而這意味著控制了飲食中的致白性食材攝入。再加上早吃「黑四味」，年長而黑髮仍堅，可信可贊。

　　養生有關的科學理論，不僅能給迷途者指引方向，也能給那些早就行進在正確路途上的人以理論支持，或頒發「標兵」稱號。

　　筆者認為，選擇一生堅持「黑食」護髮，則至七十歲頭髮仍滿黑的概率要達80～90％。那些強調「口福」，不願把飲食結構調

整到黑色素平衡飲食上的，如又不希望早生華髮的，則建議平時注意加吃些輔助性黑髮食材去維持體內的黑色素數量。

駕車擇路選通暢概率最大的路，玩牌時按最大成功概率出牌，不一定每次都順暢和成功，但遵循大概率行事者，年終總結算時，開車者會有省時、省油、省車的報應，打牌者會有贏多輸少的業績。

十二、一根白眉毛的風波

當作者採取飲食適度調控和加吃「黑四味」大約經過了三年時間，已確認白髮已大為逆轉變黑時，在某天照鏡子時卻發現左側眉毛裡出現了一根白眉毛，當時那個心情既鬱悶又奇怪。鬱悶的是，飲食中已控制了致白性食材，又一直加吃著「黑四味」，竟然還會出現新增白體毛，這分明是機體的頂風作案，是對自己黑白髮理論的揶揄，當時心理上未免也掠過一絲寒意，難道逆轉白髮真是有違天意嗎？感到奇怪是，療效要看整體變化不重某個局部的道理筆者自然掌握，這個突現的白毛如果是在非限制性生長的頭髮裡有新生白髮還情有可原，因為只要轉黑的多於白的就不管它了，然而眉毛上的這根白毛太可惡了，出現的時間和地方都可惡，竟然食療明顯見效時出現在觀感重要的眉毛上，雖然上年紀了眉毛會從限制性生長突破為適度非限制性生長，但比起髮速眉毛還是生長緩慢多了。慢就意味著省黑色素，就不應該隨意變白，哪怕是一根變白也顯得邪性。

身體要來上一根白眉毛，也讓人無奈，只好拭目以待。好在筆者比較自信本書的理論，也正好觀察這根白孤毛是會消亡還是連帶出更多。隨後的故事是，那根白眉毛初現時剪了長出黑眉毛，有時過半年白眉毛又現，大約黑白轉換了二三次，到本書定稿時已一年多未見那白眉毛再現，其他眉毛也無恙，且最難複黑的兩鬢也已明

顯見黑，這讓我大為感歎。一根白眉毛事件，無疑展示了我們髮色白化時演變的隨意性一面，當人體總的黑色素處於短缺狀態時，哪處的毛髮先遭殃，看來有或然性。一個只有少量白髮的人希望而身體不予配合的現象是，身體黑色素些許欠缺時，並不是所有的毛髮均攤少一點，來個整體毛色發黃欠黑，而是貧富不勻黑白髮分置。看來髮色演變也確實存在一定的個體差異，各自的黑色素分配政策並不統一，有些人黑色素欠缺些時是髮色整體掉些色，另一些人卻不是。

　　生命科學，搞清某些機理了，諸病可防可治。機體總的還是誠實可靠，白色恐怖勢力被打壓控制大勢已去時可以在戰術上還有反撲，但改變不了整個黑髮戰略走勢。治理白髮竟然要用上謀大局，不重一城一池得失的大理論。

十三、怎麼又白啦？——詭異的評估難斷現象

　　白髮整治效果的檢驗和評估不是件易事。由於之前全社會對白髮轉黑的「沒信心」，當我們聲稱自己頭髮變黑時，極易遭受他人的質疑，認為是自我感覺太好，有自我暗示的意味。在較長的抗白髮進程裡，我們需要一種正面效果的評估支援，無人喝彩的行為不容易堅持。

　　在治理白髮中，尤其是很難一時見效的白髮逆轉進程，對整治效果的中期評估，竟是件大有變幻莫測難下定論的事。在慢慢的髮色改造路途中，堅持整治半年、一年、兩年了，究竟有無成效，這事關當事者的髮色改造是否繼續和有沒有信心、毅力再堅持的重大問題。相信有不計其數的「改革者」去嘗試過吃點什麼希望改變髮色，但能長期堅持下來的人卻是寥寥無幾，大多吃個幾個月或半年、一年的，一看髮色並無起色，也就放棄了。其間的原因就是許多人

的白髮已有些許改變了，也看不出來，就放棄了。

　　只要去吃了制首烏、黑芝麻、黑豆、核桃等這些有助黑髮的東西，過了半年、一年真的毫無起色嗎？當然不是。問題是黑白髮參差時的些許變化，很難評估，是個技術性很強的活計。如果白髮整治一定時間後，當事者能明確判定治理有效果，哪怕是見著某一根頭髮出現頭部白而根部黑，則意義非凡，因為如若能確認治理有點效果，那實際已然可以宣告白髮整治至少已經遏制了髮色的負向進程，開始了方向性的改變，這對於那些只求頭髮不再繼續白下去就阿彌陀佛的人來說，就是很開心的事了。糟糕的是，當白髮治理成效悄然發生之際，不僅我們自己很難判斷，知道你在治理白髮的旁人也是真相難辨，評判上莫衷一是。有人說你頭髮變黑了，也會有人說你頭髮比治理前更白了，你聽了也就傻了，會覺得不管如何，沒啥成效是大致肯定的，於是也就放棄了。

　　筆者堅持多年整治白髮，上述所提的那些讓人迷惑的正反評價自然都見識過，更而甚者是一直說你頭髮已變黑、又變黑了的人，突然一二年後會說你怎麼最近頭髮變白了呢？

　　白髮治理不可能那麼詭異邪乎，當治理是朝著正確的方向運作，即黑色素攝入肯定增加時，髮色是不會出現整體性忽黑忽白髮「神經」的，一定要信任我們身體代謝的一分耕耘一分收穫特性。人的判斷可能出現問題，但身體的進出口加工勤懇而誠實。重要的是，要把革命進程中的成功事例找出來，把證據固化，以支持我們不斷前行。筆者的白髮治理能一直堅持下來，髮色也持續漸漸奔黑而去，不為自己偶爾的內惑所擾，也不受外人瞎議影響，是因為找到並盯住那些頭髮白轉黑的現場鐵證。

十四、黑白髮速度差會影響髮色評判

　　不同個體的黑白髮者，其各自頭髮生長速度有差異，黑髮者頭

髮生長慢，白髮者頭髮生長速度快。黑白兩種頭髮雜居一個人頭上時，黑白髮的生長速度差照樣存在。花白髮者剛理過髮的最初幾天，兩種頭髮的起跑速度差不太明顯，但慢慢地白髮就開始冒頭了，有白髮秀於林之勢。

2018 年是筆者大學入學 40 周年，12 月份於杭州西湖邊的西湖山莊舉行了「夢回四十年」同學聚會。入學杭大已過四十年，都是花甲左右的人了，白髮上頭者自然不少，恰逢大雪紛飛天，大家相聚感慨良多，大有人生如夢如幻之感。其中一位與筆者同齡的同學，大夥聚聊時說他白髮不少了，他的回答很是有趣：「你們這會看我頭髮，因為離之前理髮時日較多，看著白髮多些，要早個十多天看我頭髮，就不會覺得白髮這麼多的。」沒琢磨過白髮的，不知其何出此言，我聽了則大笑。顯然，我這同學已發現了理髮後因時間推移的白髮觀感變化現象，是一個善於觀察和總結的人。白髮不會在十多天裡驟然增多，觀感的變化是因為同學留的是平頭短髮，花白頭髮在理髮後過個把禮拜由於白髮長得快漸漸地就露頭出霜，看上去白髮變得多了些似的。

結合上文，花白髮髮型短的在評估白髮治理效果時，無論是同比還是環比，還得考慮進相距理髮的等距離時點呢，否則會蒙圈。白髮上規模者，若不知白髮的生長和物理特性，評估髮色時稍不周全就可能誤判白髮越來越凶，因為對於留短髮者而言，一個理髮週期內，約三分之二的天數內白髮的表現要比黑髮倡狂。

十五、評估的技術應用

天道酬勤，頭頂「好事」既已發生，找證據不應是難事，關鍵是得有心、細心、認真去做評估的事（這裡主要是指白髮治理時，白髮已較多的人。那些才出現幾根、幾十根白髮的人，治理評估自

然沒那麼複雜，就看白髮有無消失就行）。筆者給出的白轉黑評估方法建議是，著重關注最先發生轉黑的地帶。治理一年或兩年後，不要每天照鏡子老盯著兩鬢白髮判斷有無變黑。兩鬢通常是最先產生白髮的地方，相應地它也是最後才可能變灰、變黑的地帶，是最難見證的地方，如若兩鬢已然明顯顏色改變，那通常是整體白髮改變已超過70％。猶如生活中遇管道全線阻塞，你才疏通了三分之一，就不要去看出口水變大了沒有。正面照鏡子評估白髮有無改變，應看兩鬢往上與頂部頭髮的黑白過渡線或分界線，那是白髮往上蔓延的侵蝕線或黑白交界處，白髮治理見效逆轉時，通常是從這裡開始顯像的，如該黑白交界處髮色增黑，那就是「好證」，如邊界線下移，那就是鐵證。筆者肯定白髮治理效果就是那條黑白分界線已下移了約 2.5 公分。

另一頭髮白轉黑較早發生的地帶是腦後部，可惜這地方的變化自己不好檢視，需要家人和親朋好友代為關注。而自己的頭頂大事，依賴旁人實有不妥，何況非專門跟顏色打交道的人，往往對色差甚不敏感，變化那麼一、二級是看不出來的，也即頭髮變黑得不多或緩慢變化時，通常看不出來，也就別指望旁人給你正面鼓勵。所以麻煩一點就是用兩個鏡子的反射原理，自己費勁鑒定為上。

再一個我們自己不用鏡子就能直觀看清楚也是最易看清並作出有無轉黑判定的地方，就是自己的體毛。當頭上白髮髮展到一定程度時，身上各處體毛也會有白毛出現，身體黑色素供應出現短缺時，全身毛髮顏色都要受影響，會變黃、變白，只是體毛顏色的改變外人看不見，自己不太在乎而已。在我們實施增加黑色素供應時，受益的是全身的毛髮，體毛往往最先表現，可以從體毛上去觀察取證。

利用手機拍照功能進行證據比較，手機的普及給我們提供了方便，可於治理前在一定髮型和光源條件下拍照留存，然後每三個月如法拍照存儲，這樣到時評估起來就可拿證據說話，若遇他人錯誤

打壓，拿證據反擊。

　　管理學強調魔鬼與天使都在細節中，社會改革與健康整治都一樣，若是取得積極效果了無法看見，豈不冤死了。

第七篇
如何讓白髮黑起來

　　既然搞明白了出現白髮的原委，如何讓白髮黑回去自然也就知道了，其間的關鍵問題是願不願意讓髮色回歸，有多大的回歸決心和付諸行動的力度。越是討厭白髮，整治就會越是來勁。回家的路就在腳下，掉頭返回，而且是條歸去健康更有保障的路。

　　此篇的許多飲食建議是源於我們普遍存在的主食吃少了而來。糧食是維護黑髮的主力部隊，當主力部隊力量不夠時，那些輔助兵力的重要性就顯像出來，涓涓細流積一點是一點。

一、飲食構成與髮色關係概論

　　當指出某地域人群或某些人飲食結構容易導致白髮時，並不是指這些人的食物構成中全無含有黑色素的食材，現實中應該極少存在只吃肉類、蔬菜、水果等過日子的人，或多或少會吃點糧食和根莖塊類食材，關鍵是飲食構成中護黑食材和致白食材的比例，正能量（把有利黑髮的食物稱為正能量）和負能量（把致白效應的食材稱為負能量）哪個占了上風。致白性食材不是不能吃，也不是會吃些就一定會白髮，而是長期吃多了處於持久的結構性失衡時會導致白髮早發、多發。白髮者見本書理論，最易產生的質疑是，我也吃米飯和麵食呀，為什麼頭髮就那麼白？對此，給與簡要的回復就是你吃的米麵類食物占比太小了。

　　一個重要的問題是，米麵雜糧為代表的「黑食」究竟在飲食構成中占到多大比例才能維持我們的全黑髮色，準確的量化描述作者在本書中還給不出，因為那需要大樣本的社會調查，才可能有個大致準確些的結論。但沒有相關資料支撐並不影響本書的理論，定性分析的理論和依據調查資料得出的結論可以同時存在，而且基於經驗的理論推測大都引領著實證科學。一些具體的結論，如黑色素究竟長啥樣，主食究竟要多大比例等可留待細究，重要的方向問題清

楚了最要緊。

　　當然，作者可以根據已有的觀察經驗總結出具有參考性的一些結論。書中所列作者的整治參數是一個參考，也可看出那樣的情形還回不到全黑髮。依據作者自身經驗結合能觀察到的一些全黑髮者的飲食習慣，還可給出一個讓人不爽的推論，即按國際國內養生專家們給出的關於肉、蛋、奶、水果、蔬菜等的推薦量（包括作者在《深度減肥》中給出的飲食參考）去吃，將阻擋不住人們在四五十歲時產生適量白髮。也就是，基本可以肯定，那個能保持全黑髮的飲食結構，主食比例應在大於 50% 的位置，蔬菜、水果、肉類、糖等還應在流行推薦量的下方，即維護黑髮的相關致白性食材量度還要小。究竟小到哪兒，就不方便說了，必須說上一句的是，致白性食材占比再小一點，不影響我們的健康長壽。作者認為，專家們的許多所謂健康飲食推薦量，還是受到了「發展」的裹挾。

二、一切皆有可能——要有理論自信

　　　此書的研究結論之一，人到中年營養總量不過頭的適度白髮並不是太要緊，如果討厭自己的白髮，可以整改，逆轉白髮的金鑰在自己手裡。

　　科學的理論是指路明燈，沿著正確的方向做下去，黑髮就在那兒等著。只要開始行動了，剩下的也就是時間。想白髮逆轉得快些，就下手狠一些。若是慢熱型性格，慢慢來也可以，多耗點時間而已，反正不輸田不輸地的。

　　與目標相關聯的對策。對白髮持無所謂態度者，自沒啥好說的。有一部分人，白髮不多，態度也較為寬容，只求白髮不再進一步加深就滿意，此等人，適當提高一下主食量就可。崇尚謀求黑髮的，如果白髮的數量不過區區十幾二十來根的話，一般在注意多增加點

主食量的同時，還得減少些肉類、水果和甜食的攝入，過個數月半年或再稍長一點時間就基本搞定了。如果白髮數量較多，達到花白級別了，就得除改變飲食結構外，還得加吃「黑四味」那樣的高效增黑食材，過兩年才會見效。

筆者接觸到的產生白髮最小年齡是 6 歲小孩，其平時的吃食習慣是，米飯、麵條吃得很少，盡吃些肉、魚、蛋、奶、火腿腸、麵包、甜點心等。糕點中是有黑色素的，但該小孩致白性食材占比顯然過高。筆者瞭解的出現白髮返黑的年齡最長者是 98 歲，知道老人平時飲食習慣的親屬感歎的是，近幾年老人日常所吃越來越原始了，即基本只吃米飯、麵條、玉米、地瓜等。髮色上的「返老還童」現象自古民間多有傳說，顯然並非虛言。給我們的啟示是，人體的黑髮潛力即使到了高齡也保持著相當的活力，要想整治髮色，啥年齡都不遲。

三、且事耕耘慢問收穫——求黑髮急不得

又提那個老話，白髮不是一天搞出來的，也就別指望一天搞回去。髮色改變甚為緩慢，不像開車那樣給點油車速就會快起來。

必須把黑髮藥食材納入到日常飲食管理，讓吃食一定比例的富含黑色素的食材成為日常飲食的自然構成，變為可持續的飲食習慣，習以為常就會成自然，不會經常去察看髮色有無改變，遭受見效否的糾結，然後在某天你會有強一點的感覺，頭髮好像黑了（實際黑的不是一點點），這十分重要。

白髮整治的見效，在初期可謂是潤物細無聲，就是過了遏制期，開始往黑髮方向逆轉的很長時間內，我們照樣可能「沒感覺」。天天照著鏡子看頭髮，些許的變化，我們是感覺不出「色差」來的。何況昨日的更白馬上會模糊，只覺得今天還是白得討厭，儘管白髮

實際在慢慢轉黑，而人可能天天盼黑心焦。

當我們揭示出黑白髮的形成原理後，實際也可明白未必是白髮本身的堅不可摧，也不是我們的身體太不給力。髮色難以快速而堅定地由白變黑的另一層重要原因在於，我們飲食習慣的頑固性，一腳踏入白髮門，走上好飲食而致白髮早現時，再回頭是人們很不樂意接受的。與減肥的飲食整改雷同，也存在由儉入奢易，由奢入儉難現象，導向白髮的是「奢」食，有利黑髮的是「簡」食。酒、肉、糖、水果等致白性東西一旦蜂擁進食譜，再往外拿掉一些，得有大智慧、大覺悟、大意志才行。讓人鬧心的是，那些擠佔我們飲食結構導致白髮早現的東西，恰恰是最吸引人類味覺的象徵「好生活」的食材。就是筆者這樣寫書之人，對白髮形成機理認識那麼透徹，知道回家的路怎麼走了，可還是不能把致白性食物削減到頭髮會更黑些的比例上。

在遏制白髮進程時期，必須要有「制度自信」，且事耕耘，慢問收穫。

四、白髮治理的時效分析

白髮治理中轉黑速度是整治白髮者非常關心的問題，也確實是極為重要的問題。如若不交代清楚整改時間，就會影響白髮者的治理信心和耐心。試用黑髮方劑者堅持數月或半年，一看不是那麼回事，很容易就失去堅持吃食的耐心，這也是筆者評判古方治白髮是個半拉子工程的原由之一。本書宣講和論證了白髮的可治理、可逆轉以及「用藥」問題，給出了經得起驗證的黑白髮理論，但也不得不承認白髮的整治逆轉確實慢得讓人焦心。其之所以那麼回復緩慢還挺複雜，理清見效緩慢的背後機理涉及面甚廣。首先，要對身體的這種慢吞吞修復給予諒解和適應，有些體征一旦出現並加深到一

定程度時，恢復就是慢。這不是阿 Q 式的心理適應法；其次，應看到問題的另一面，即與白髮變黑緩慢相對應的是，髮色在從黑轉向白的過程其實也是相當緩慢的，自然機理有其公平性，慢蝕也就慢複，只是到我們起意整治急盼轉黑時，產生了趣談中的「時間相對論」感覺。另則，人類機體在黑白髮上只是盡了投入產出的功能，沒有像創傷修復那樣會調動各種力量儘快搞定。

對於最常見的頭髮花白者來說，體質的改變需要一個較長時期，體現到髮質改變上，通常需要二年以上的時間。在髮質改變上，首先得要經歷一個白髮進程的終止期，先行拉住往白髮方向上的進程，即俗語所謂別再繼續「白了」，然後才是掉轉方嚮往黑髮上回歸。這裡涉及一個很重要的「時效概念」，是指吃「黑四味」要吃多長時間，吃多長時間了才會見效。用藥的時效問題，隱含著大學問，有些頑症難除，就可能與療程長度太短有關。網路上關於治療白髮的推薦方劑較多，就其推薦藥材構成來講，如果是採用籽實類的，用藥方向沒問題。但說起黑髮見效和服用時間長度上，就多有離譜的。那些所謂能在短短數周內見效，不符合頭髮生長規律，是帶有屬於暗示性的忽悠。就是數月內就能使白髮轉灰、轉黑的說法，對症適應的髮色最多也就是那些幾根白髮者，這在髮色治理中占比很小。髮色治理見效了，是從髮根處新長的頭髮顏色開始改變，是一個緩慢的漸變過程，不會發生像枯黃的農作物施點化肥後就整體變綠的現象。

當我們某天感覺自己的白髮似乎有了變灰、變黑時，這實際意味著，白髮的逆轉率通常已有超過 20％的成效了。如親朋好友說你白髮有變黑的跡象，則逆轉率要達 30％以上才可能會有來自外部的褒獎。

真要想讓機體的髮色轉黑進程確相對快速一些，自然也有辦法，這就是與整治時效相關聯的重要因素——「黑食」的用量，以及飲

食結構性改回去的力度，也即增加「黑四味」的吃食量，同時增加主食量，少吃那些高營養的東西。問題是，說說容易，做起來卻有難度。

五、人類的髮色代謝工況析評

　　一個有趣的關於髮色改變緩慢的思辨結論是，如果白髮治理見效很快，那表示黑白髮之間變換的平衡點很容易被跨越，也即白髮容易變黑，黑髮容易變白，這將使人們的髮色風雲變換，可能在半年或一年內就出現忽白忽黑的「黑白無常」現象。那人類就與北極兔為伍了，好在人類的髮色並不這樣妖異。

　　不過筆者也有自我解嘲的說法，關於黑白髮的機理明白得遲了點，五十多歲再去求全黑之髮，是否太為難自己了。言下之意是，讀到此書者若是年齡小一點的，想整治白髮，行動宜早一點、力度大一點，重防帶治地去護髮會容易得多。

　　從我們通常的用藥認知講，既然白髮是由於黑色素短缺所致，那我們把短缺的部分給它添上，不就該滿負荷運作開始長黑髮了，為什麼不是這樣呢？黑布掉色了往黑色染缸裡搞幾下拿出來就黑了呀！這些問題自然筆者也都有過，但身體就不是那麼爭氣，要那麼爭氣，白髮問題也不會至今全球都無解救良策。探究身體在髮色逆轉上的進程緩慢，應與相應的機體代謝功能興衰的漸進性以及我們長期進化形成的髮色代謝工況相關。

　　當經由飲食提供的黑色素出現短缺時，機體對於黑色素的利用和輸送能力會自然減弱，既然供應減少了，相應的功能就不用保持原先的力度，會慢慢地轉變運作功能。飲食的結構性變化，意味著維持髮色的物流產生了變化，隨之機體作出加工方法的改變也是很自然的事。當我們採取行動要其功能恢復如初時，啟動、激強它也

會是一個慢熱型的漸進模式，沒准還得改裝交通工具呢！

　　黑色素加工能力的慢去慢來，不能隨意調控，還可能與我們人類的進化約束相關，人類的生理性毛髮數量和顏色特點，只需機體能維持某一人種的黑色素夠用的加工能力即可，過強了沒用，即機體的黑色素加工輸送能力原本是一個有限度的功能。人類的歷史長河中從未曾出現過大面積的白髮，機體沒有鍛煉出快速反應能力，不能苛求我們的機體工況很強。

六、別跑得太快──慢下來才易黑

　　本書揭示了頭髮生長速度及粗細對黑白髮的重要作用，但作者特別強調聲明，並不是說發現黑白髮與髮速重要相關了，就把白髮問題往遺傳或基因那兒一撂不管。本書闡述了髮速會影響黑白髮，但不希望人們由此感歎，髮速快慢是先天基因所定，為自己的白髮給予責任開脫。

　　既然頭髮生長速度對黑白髮有重要作用，還得繼續推究這種生長速度又與什麼相關？能不能去主動地控制頭髮的生長速度和粗細呢？筆者認為，髮速快慢的終極根源還是在於我們的飲食構成，也許有些黑髮者的遺傳髮速確實慢一些，那也是家族世代沿襲了合理飲食結構所致。再慢的髮速，如沒有合適的飲食結構去維護，由慢轉快遲早會發生。讓白髮者的頭髮生長速度慢下來，回到細一點的狀態去，讓黑髮者的頭髮生長別瘋長起來，那就是我們「去白」「護黑」的治理方向。

　　頭頂之髮，我們容易忽視的事實是，頭髮根數是個恒定的量，只可能因維護不好而減少，不會因營養好了根數多起來，有些所謂頭髮變密了，那是頭髮變茁壯了顯得多。頭髮不會分蘗再生，就像十個手指可以不小心少掉幾個，不會多長出一個來。頭髮的這種數

量天花板特性，決定了所有能加速頭髮生長的營養物，一旦攝入比例過大時，都將不利髮色續黑。

不妨去看看現代農業科技，植物生長發育中一樣面臨著生長緩慢和過快的問題，太緩慢了自不必說，沒有好「穀子」吃，生長過快了則植物不結果或結得少，對此現代農業處理辦法是對長得太慢的用「生長素」，對長得太快的用「矮壯素」，把農作物控制在最佳速率。當然，這是不妥當的生化處理，實質問題是田間管理沒做好。頭髮也可以看成是我們頭頂上長出的「植被」，只是它會吸收光能，但不會光合作用，決定其長得快慢的終極因素是我們自己所施的肥，也就是我們的飲食結構和飲食量。頭髮長得快慢看似天生，實則不然。年輕時大家的頭髮生長速度差異很小，隨後不同的飲食結構才出現差異，那些飲食結構中致白性食材占比變大的，髮速會逐漸快起來，而那些主食量始終占比大又穩定的，髮速就較恒定，髮色就一直黑，根源還是我們自己的飲食結構選擇。

現代農業經常要用的生長素，會殘留在作物上傳遞給人類。幾年前的新茶上市季，身在浙江傳統龍井茶產區的大學同學，專門給筆者寄了些野茶，說現在的臺地茶，茶農們為了提高產量多有施生長素的，經常喝那樣的茶，男人們會出現「第二春」，喝野茶就平安無事。筆者在感謝同學的同時，也很讚賞他的養生學見識，其行為和語言交代表示，男人出現「第二春」根本不是值得炫耀的事，而是違背生理規律應該防止才對。作物內殘留的生長素自然會刺激人的代謝，也可能促進頭髮的生長，而這種經食物傳遞的激素在眼下社會又是很難防的，這也在一定程度上增加了人類的白髮速率和白髮人數。我們推崇那些純天然食材，就是為了避免激素、化肥、農藥等對人體代謝的干擾。

頭髮生長的速度差異問題在髮色黑白變換中扮演著重要的角色，尤其在部分人群和族群的髮色特性方面起著一定的作用，從人

類主動調控髮色的角度審視頭髮的生長速度差問題，不宜把它視為某種先天的難以更改的制約因素，一定意義上講，頭髮的生長速度只不過是髮色變換中的一種展現形式，導致髮速變化的原因還是在於飲食。

　　非洲部分人群的頭髮限制性生長，可以追溯到族群歷史飲食上去，屬於人類進化研究範疇。筆者隱約覺得，人的髮色變化存在一定的雙向加速現象，變白時可能慣性趨大，需要矯枉過正些應對。而持續長久的超量富含黑色素食材攝入，則會往髮速更慢、髮色更黑直至限制性生長的方向演變。

七、潤物無聲 隱秘處見真章

　　有觀點認為年老時頭髮、鬍子、眉毛等會漸次變白，胸毛、腿毛、腋毛、陰毛等到老年也不會變白。這是錯誤的觀點。白髮者頭部以下的體毛也會變白，體內黑色素嚴重缺乏時，無毛能倖免，只是少見像頭部須毛那樣白得厲害而已。頭部以下體毛的相對不易白，原因在於這些體毛的生長特點，即雖會在一定時期突破限制性生長，但它轉到非限制性生長期時的生長速度遠比頭部毛髮的生長速度慢，速率相差要有數倍，有少量緩慢供應的黑色素就能大致維持這些體毛保持黑色主體。

　　也就是，體毛比鬚髮要難白些，反過來講，體毛如果白得較多了，則表明黑色素缺口就較大了。具體到個體白髮者是否會發生頭部以下體毛變白，或白得多還是少，還得視個體的黑色素攝入量和運行情況。

　　有的滿白頭髮者認為自己平時也吃點主食的呀，為什麼頭髮白得厲害呢？其實攝入的那點黑色素還得維持體毛黑色呢，咋沒效果了呢？另外，恰恰因為頭部以下體毛的生長特點，也正是其用於檢

驗白髮治理成效的最牢靠所在。頭部白髮逆轉所需黑色素供應是一個持續的較大的量，成效緩慢，而頭部以下體毛轉黑所需黑色素少得多，是給點陽光就會燦爛的主，增加黑色素攝入後，他們是最先反轉給人以提示和肯定的地方。

八、見於未萌，避危於無形——髮治知與行

　　黑髮還是白髮其實是一種生活選擇。黑色素就在我們身邊，在我們的家中，在廚房裡，只是不經意間被忽視了 。那就是作為主食的穀物類糧食，那是我們維持頭髮黑色的基礎性來源。白髮者會說，我吃糧食呀，經常吃，幾乎每日都吃，可頭髮還是過早白了。——作者相信你會吃糧食，但你每日會吃進多少呢，主食量占比達到每日進食量的50％乃至60％、70％、80％了嗎？穀物類雖含有黑色素，但吃得少了，就不足以維持頭髮的全黑。糧食提供的黑色素是收入大項，加上其他食物也會貢獻點黑色素，總加起來的黑色素必需達到收支平衡，才不會使我們身體的「黑色收支」不出現赤字，否則就會出現白髮。

　　其實，同為黑髮時，不同人種和不同人之間的頭髮之「黑」是有色差的。青藏高原上人的黑髮那可謂賊黑，比沿海地區的黑髮相差兩個等級的色差都有。平常人們偶爾也會注意到色差，如誰的頭髮更烏黑些，但我們關注色差上心些的可能還是對待家中的寵物，如狗狗掉色了，為此還會去諮詢寵物醫院以及購買寵物營養品，讓狗狗毛色更亮麗。奇怪的是人們對發生於自己頭頂的掉色，並不太關注，通常只在出現白髮時才會著急。而頭髮從烏黑到出現白髮，其實色差跌落已是「連降三級」至出現質變了。譬如大致分一下可以是烏黑、黑、灰黑、有白。當然，色差變化有些人是以黃色作為過渡色的。當我們對自己的髮色退化有主動性干預想法時，得在髮

色出現掉色、變灰、變黃或有一兩根白髮時開始行動，等到白髮較多時再動手，回去之路會麻煩些，因為在實現髮色回升之前，先得打好一場關鍵性的防禦戰，扭轉戰略頹勢，謀求我們首先希望的髮色「止跌」。——西方人中較多見的金黃髮色是介於黑髮和白髮之間的髮色，是黑色素不足時的變異髮色，我國也存在少量的類似髮色，這種金黃髮色屬髮色中間狀態，走向白髮的路徑要短，往黑髮回轉起來也快。

而沿著本書的理論去測算「有白」時飲食結構裡的主食占比，以頭髮滿黑時的主食攝入量為指數 100 的話，有白髮時大致連 50 都不一定有。這時要採取的飲食結構性改革力度就大了，與社會改革頗為類似，利益攸關方多，會一動百動。增加主食又要防止增肥；增加主食意味著要少吃肉、少吃糖、少吃水果；忍不住稍貪點嘴還得去運動消耗掉多餘的能量等等。好在只要堅持改革，回去的路原本就是自己走過的，記得。

古人有句什麼名言來著，「明者遠見於未萌，智者避危於無形」，討厭白髮，最有效的整治時機就是在白髮還沒有萌芽（似現未顯）時就掐死它。其實也就像對待家中狗狗那樣，發現掉色時就行動。

九、黑髮的飲食建議

該章節的文字主要是給那些已經出現白髮苗頭，不願意自己有白髮的人提供參考的。這些建議的出處和原理書中已有論述，讀者勾連起來琢磨一下，自可得出頭髮護黑時該當如何注意飲食。但確實有不少人，平時懶得去思考問題，喜歡別人把話講得直白些，看了可如法炮製最好，所以筆者也就不厭其煩列寫一些。吃些「黑四味」就不再贅述了，主要講講平常飲食方面的建議。

上蒼不會虧待誰，過早白髮是你自己吃得太好鬧的，若是不過十數根白髮的年輕人，想把白髮「滅掉」，能進行飲食結構調整提高主食比例就是，如不想改變飲食結構，則在「黑四味」裡選吃適量的制首烏粉和核桃粉等，過幾個月或半年時間白髮就會從根部開始轉黑，當然，前提是既有的飲食結構不能再「發展」了。

肉：吃食豬肉不要養成吃去皮肉的習慣，也不要光吃瘦肉，有錢選擇如山黑豬肉，且連皮帶肉那樣吃妥些。進食一定量的肉皮，可避免身體缺乏膠原蛋白而產生一些莫名其妙的體征。吃魚時能吃整魚、整蝦，就不吃三去魚片和蝦仁。吃食肉類必須遵守每日的限量，雖然從有利黑髮的角度採用「氣死貓」吃魚法為好，但筆者不讚賞該種吃法的頻數太高，整吃魚類雖可或稍多一點可二次利用黑色素，但魚類頭、鰭、尾等部位往往營養太高，要小心。

油：用油當選用物理性壓榨油，油品顏色深一點的，看上去厚重甚至渾濁些的未經提煉的油，即平常說的傳統土法榨出的油，筆者認為這樣的油黑髮效果應該更好一些。有條件講究的以選用植物油中的木本植物籽實榨的油為好，如茶油、核桃油等。至於是熱榨油還是冷榨油倒不必講究，黑色素對溫度不敏感。

蛋奶：蛋選黑毛烏雞下的蛋為好。奶要限量，女性若是有喝奶的習慣，一定要設立每天喝奶的限量，作者給出的紅線是 200 毫升，黃線是──100 毫升。設限理由主要是防動物雌激素的過多攝入。筆者認為喝優酪乳比喝鮮奶略微安全些，吃奶粉又比喝鮮奶安全點，此議理由筆者感覺與適量的糖有關聯，但並無既有理論支持，只是一種感覺。

水果：水果不宜多吃，想永葆黑髮者每日水果不能超 100 克，且能做到隔日吃一次最是。非得吃水果時，選那些果裡面帶籽實，把籽實吃進且能消化的最好，如無花果、獼猴桃、菇娘、草莓、香蕉、火龍果等。水果會有髮色致白功效，但並非吃水果就會白髮，因為

還要看主食攝入量，髮色全黑與水果多吃相容的話，通常體重要偏胖。

蔬菜：不要偏吃那些太嫩的蔬菜，不要光吃菜葉，要吃杆葉齊全些的蔬菜。蔬菜越到根部才有點黑色素，儘量保留著吃，多數菜根沒那麼難吃，吃習慣了就好。

豆製品：只要是豆製品就是黑髮良材，不常吃者請列入家庭食譜。江浙一帶豆腐是餡料裡的常客，這是好習俗，我國北方地區少見此習俗。放進豆腐的餡料包餃子、包子、餛飩等皮包餡食品口感甚是。

菇菌類：美味可口的菇菌類，營養很好，但沒有黑色素，不宜吃得太頻。在吃菇菌類髮色負面食材時，宜養成當餐不欠帳的習慣為上，即加進富含黑色素的食材混燒制菜，如菇菌搭配茨菇、芋頭等。當然，吃有菇菌餐時格外注意主食量也是一種調和，目的是儘量做到一盤菜或一頓飯不讓黑色素有虧欠。江南菜系裡多見紅燒肉與豆製品混搭成菜，是當餐少欠些黑色素的代表作。

酒：酒的度數越高，對黑髮的衝擊越厲害，相對來講，傳統農村自釀米酒致白性會輕一些，因為米酒裡的糧食成分殘留最多，黃酒、啤酒次之。果酒類由水果製作而來，原料既沒啥黑色素，做成的酒就別指望有啥黑色素了。酒中危害的主犯是酒精，談危害時主要得看累計攝入的酒精量。這裡只是依酒論酒，作者不贊成喝酒。喝酒與髮色的關係也不是喝酒就一定會白髮，也得看主食量。

主食：最重要的是提高主食比例，五穀雜糧都是植物籽實和根莖塊，是高效的黑髮良材。

十、漸行漸遠談吃法——謹防飲食上的「聰明誤」

白髮是我們飲食變遷的副產品，也是我們太聰明惹的，「發展」

中的人類，聰明反被聰明誤的事不少，飲食上表現最突出。

對於人類來說，「白魔」的肆虐可謂是和平地侵入，是真正的糖衣炮彈，人們是於笑嘻嘻間著了「白道」的，也可以說，許多白髮早發、多發者是不知不覺間完成髮色轉變的，若指出其飲食結構易致髮色趨白，估計也是一頭霧水。近些年一些養生學家可勁地忽悠人們少吃主食多吃菜，在飲食科學環境上使主食的重要性遭損，其身價、地位大跌，許多人少吃主食倒成了與時俱進的生活方式，卻不料吃出許多毛病，還不知哭向何處。加之致白性食材本就既富於營養又好吃，就是沒人忽悠多吃，一些人自己也會飛蛾撲火，走向富營養的陷阱。更有隨著物質的極大豐富，食物在甜度、淨度、嫩度等方面的不斷提升，人們在追求飲食品質中又無意間忽略了一些原本重要的東西。

食物的做法花樣繁多，蒸著吃、煮著吃、炒著吃、炸著吃等都不會破壞食材中原本含有的黑色素，但如果對食材進行選擇性處理，只留下那所謂口感好些的部分做吃，這種「創意性做吃」習以為常的話，就會與髮色過不去，把黑髮給漸漸漂白了。稻穀脫粒得太乾淨成所謂免淘米，穀殼毫無殘留，米粒胚芽破壞殆盡，就會流失一些天然的對人體有益的成分；每天吃一定量的蔬菜是人體必需的，可許多人吃蔬菜就選那所謂「好」的部位吃，往越嫩的菜上挑選，芽菜、苗菜、嫩黃瓜、娃娃菜等，這是崇尚吃沒長幾天的崽菜，吃是好吃了，攝取黑色素就沒啥指望了。其實，老一點的蔬菜、靠近根部的菜幫才會有些許黑色素，尤其是蔬菜的根部是黑色素含量最多的地方，若把靠近根部的一大截剁掉再做吃，就是把黑色素送回姥姥家了。

紅糖是甘蔗經傳統粗放型加工而來之物，裡面會有適量的黑色素殘留，可人類之聰明非得把紅糖煉製成白糖再吃，雜質去掉了，糖變好看又好吃了，可黑色素沒了，還變成黑髮的死對頭了；原蜜

中是或許有微量參與黑髮混成色素的，這從以花蜜為生的蜜蜂身體上有少量黑色部分可以得出。蜂蜜味道鮮美，可原蜜放置時間稍長就會凍結，吃它時需挖吃，太麻煩，智慧的人類發現把原蜜裡的晶核去掉，蜂蜜就不會凍結，變成所謂賣相好、又方便吃的占主流的商用蜜了，而那蜂蜜內或許有的致黑成分也被處理掉了。面臨食物豐盛時期的人類，吃法日益求精，精到「無黑」。

食材的變化自然會引起人類某些體征的變化，在我們利用生物科技干預植物生長，或對食物做選擇性處理時，需對食用它們可能帶來的副作用有所心理準備。崇尚美食無可非議，可別走到崇尚「白食」上去。以書作者的見識去審視那些電視裡宣揚的美食和廚藝比拼，除鄉土社會地方特色飲食常見主食品外，其餘多數宣傳其實是在推薦「白食」和比誰做的菜更會讓頭髮快些白起來。

上面說的這些因飲食「進步」人類有意無意間丟棄的黑髮之物，原本用不著去計較，因為在過去物質不豐盛的年代人們遵守著粗放型的吃法，基本以富含黑色素的糧食為主要食物，遇較嚴重的饑荒時期老百姓挖些野食充饑，也往往是些更富黑色素的東西，基本不存在擔心頭髮變白的問題，自然也不用考慮兼收並蓄其他雜物上的黑色素。可眼下如中國這樣的國情已遠遠今非昔比，吃不起肉類和水果的人已很少見。社會普遍的是主食消耗大減，使得對我們提供黑色素的主力部隊攔腰遭裁撤。就拿離現在不遠的二十世紀七八十年代說事，那時的城鎮居民每月定量小三十斤，成年人還覺得不夠吃。現在呢？每日吃不掉半斤糧食的大有人在，而且「護黑」飲食上還反向操作，向白髮挺進。

十一、落伍些的飲食 人生更精彩──傻吃有「傻福」

飲食上的落伍，若是落在黑髮隊伍裡，那就接著落伍吧。有些

東西是越落伍越值錢。黑髮是我們的傳統髮色，雖然繼承這個傳統面臨著多種因素的挑戰，但退而求其次，力爭做到白髮來得遲些、少些總是可以的。

早餐一杯牛奶、一個煎雞蛋的吃法被認為很「營養」，也很洋氣，但需知這是黑色素負債餐。拿它與一杯豆漿、一根油條或一個燒餅「土」些吃法去 PK，無論對健康還是護髮都無法比，因為豆漿、油條、燒餅都富含黑色素，是護髮使者。雞蛋對於體量小的人每日吃一個膽固醇還可能偏高。

以米麵為代表的五穀雜糧要保持每餐食量的 60 ～ 70％以上。用米宜選用成熟期長的如雜交稻米，能學起來吃糙米更妥。糙米保留了部分谷皮，也較好保留了胚芽，對健康和黑髮更好。就讓他人說你家吃不起好米就是了，食物通常是口感差一些的反而有利黑髮和健康。至於說糙米不好吃，其實這是「問題看法」，是因為市場上通常把原本口感差的粳米弄成糙米之故，如果大米加工企業用好米簡加工成「好糙米」，就沒這問題了。吃好米還是差米，習慣的成分很重，作者從吃早年的南方差米，改吃好的東北大米花了五六年才習慣。

討厭白髮的，若是大米飯或麵食都可者，建議選擇吃麵食。麵粉宜選全麥為是，看上去顏色黃一些的品相差的麵粉要比白的麵粉更可能含黑色素。大米和麵粉都是富含黑色素的糧食，但因加工方式的差異，稻穀加工成大米時米粒很難保持完整，通常會把大米胚芽破壞殆盡，而籽實裡的胚芽是對黑髮起重要作用的植物雌激素最集聚所在，而麥粒加工成麵粉是整磨篩取，能讓麥粒內含物全利用，所以全麥粉對黑髮會略比大米強一些。當然，這是大致相同生長環境和成熟期的小麥和稻米之間的比較。

吃食青稞粉、蕎麥面等，在傳統飲食觀裡都是算土的，吃白麵的才牛。人生有時要反向操作，沒得吃時當然是選好吃又營養高的，

而面臨營養過剩的情形，就得找那些口感差點、營養少一點的東西吃。

十二、養成算「黑帳」的習慣

有了白髮要想逆轉它，需養成每天、每頓都注意不欠黑帳，不讓「白食」占上風。人類髮色代謝是通過動態平衡來實現的，頭髮每天都在長，意味著每天要支出黑色素，持續足量的黑色素攝入才不至於因「赤字」而髮色變異。

有些女性把吃水果當餐，希望借此控制身材，需知甜度高的水果能量要強於主食，經常當餐吃既不利於控制體重，又會因吃水果餐幾無黑色素收入而影響髮色。

有些崇尚「蔬菜人生」的素食控，經常採取准兔子吃法，一盤葉菜加番茄什麼的拌入沙拉醬當餐的，此等吃法是否有利健康另說，髮色變白、變黃是大概率要發生的。當然，若每日只這樣吃一頓，還得結合他餐情況而論。

一頓光吃紅肉的人不多，但遇見好吃的魚，吃魚當餐人有之。魚頭、魚鰭或有一點點黑色素，然營養太高，多吃有健康風險，魚精肉安全些，裡面則毫無黑色素。以魚當餐，吃一頓黑色素收入虧一頓，老吃老虧，多吃多虧，既虧健康又虧髮色。吃肉類一定要控量，且養成必搭主食吃的習慣。吃肉搭玉米餅是上選，搭饅頭、米飯也是，搭酒則黑髮被「雙洗」。

現在的飲食生活中，好吃的「白食」已然難免，所謂好的、貴的大都不怎麼有黑色素，山珍海味無不如此，做不到頓頓講究，儘量要守住日計「黑帳」無赤字。

也許有人會說，這樣講究也太累了吧。開始是會累，但慢慢也就習慣成自然了，誰叫咱們飲食偏離正道了，又討厭白髮呢。那些

五六十歲了，體形標準又頭髮黑黑的，他們見作者的吃法建議可能會說，瞎寫什麼呀，怎麼會有一頓光吃水果或蔬菜的人？因為他們的飲食既不存在總量問題，也不存在結構問題，一直很自然地走在正道上，見著誰把一個大肘子一頓全吃掉，是個不可思議的現象。

飲食生活中的偏差不像開車，方向盤動一下就會矯正過來，而是要從細節中去一點一點地整改堅持。

十三、做人要真 做菜宜假

做人當然要真誠，但做菜卻不妨假些，能騙過我們的視覺、味覺、心理的摻假菜肴是含有善意的假品。菜肴製作上我們經常用到的評語是「用料很真、地道」，通常指全是高營養好吃的東西，沒加差一些的輔料，譬如一碗全是鮑魚海參的海鮮精品，或一碗東坡肉、一大盤純肚片等。在評判肉製品如火腿腸、香腸等時，則推純肉所製為上品，把加了許多澱粉進去的視為質差或假東西太多。其實，從食材是否含黑色素的眼光視之，那些作為輔料加進充數的「假」東西，多是些具有平衡高營養食材髮色致白效能之物。尤其在現代營養條件下，幾乎可以說，食物中的「假東西」愈多，反倒愈有利健康一些。

把土豆切塊經油炸一下，與紅燒肉混燒，上來一大盆，看著是全燒肉，實際是葷素共盤，也可稱半假。用茄子、藕塊、山藥等裹面油炸再勾芡後冒充糖醋排骨等，則是全假。當然，在素齋裡這是店客心照不宣的作假，半假和全假菜裡的黑色素卻是半真和全真。早期我們通常只在重大節日時才有純肉菜上桌，平常日子有點肉片炒進菜裡就很不錯了，對此的通常理解是與先前的物質匱乏相關，但從物質極其豐富的今天看，葷素搭配的飲食風格仍然要推崇，把芋頭混燒進排骨裡等類似制菜風格，食之既可平衡肉食的高營養，

避免營養過度，又是給頭髮護黑增添了一份正能量，這才是我們應持續傳承的飲食之道。

十四、包子、餃子不妨做得摳門些

有一個傳統相聲，諷刺的是無良店家做肉包子裡面放的餡料太小，顧客咬一口不見餡，問店家怎麼不見餡？店家說是你咬得太少，還沒碰到肉餡，於是顧客再咬一口，還是不見肉餡，問怎麼還沒有肉餡？店家道這回你咬過頭了。該有趣的相聲產生的社會背景自然是過去那終年吃不到肉的時代，老百姓希望吃個肉包子解饞卻不得。可眼下社會全反過來了，賣包子、餃子的麵食店以皮薄餡大招攬人，菜市場賣的餛飩皮也是以薄為好，想買厚一點的還買不到。筆者這樣的人，吃不慣皮薄餡大的包子、餃子和餛飩，認為皮和餡比例不能失衡。話說到這兒，讀者已然明白筆者想說什麼了。麵點裡外層越厚，自然主食比例越大，黑色素含量越多。餡料越大則通常意味著致白食材越多。因為流行的市售麵點占主流的餡料以講究肉、蝦仁等為好。皮薄餡大的「真品」偶爾吃一次，當然沒關係，但若養成習慣就不妥，這種飲食上的細節計較否，最終會對黑色素的總量攝取產生影響。

決定餃子、包子等對髮色的貢獻，還得看裡面餡的成分。有些地方流行的大餃子，看上去餡料占比很大，但裡面若是粉絲、土豆、蘿蔔、豆腐之類的，這樣的餡料本身就是黑髮好料。這裡批評皮薄餡大，主要是指裡面一肚皮肉、蝦仁、香菇等那樣全是致白食材的情況。那最常見的三鮮水餃裡，通常主打的配方就是「白料」。

涓涓細流匯成河，處處注意點主食量的問題與這裡少一點，那裡也少一點，累積起來的結果就會大不同。餡料麵食做得摳門些，皮厚餡小會反而更有利於健康。

十五、吃薺菜確有黑髮功效——有趣的強迫性收入

有人推薦吃薺菜可以黑髮，此說有理嗎？筆者檢視認為這個說法是合理的，但在沒有理論支撐該說法時，難以讓人信服。認為吃薺菜可以黑髮的同志，大抵應是一種說了自己也心裡並不踏實的推測性結論，其依據大約是有的人經常吃薺菜，這些人很少白髮，這沒准與吃薺菜有關。有助黑髮的飲食素材很多，主食以外的輔材，認定可以黑髮的很難說得周全。薺菜是時令性菜，即使現在已有大棚薺菜，也不是常年能吃到的。時令性食材，準確的是否有利黑髮評定，得看這個食材內黑色素含量如何？黑色素含量較高，就可說吃它有助黑髮。

從本書理論給吃薺菜有助黑髮作理論補正是，蔬菜的黑色素在莖幫上有微量，但黑色素主要集中在根部，而我們尤其是城市人在吃蔬菜時大都把根部全去掉，這樣使得在吃蔬菜時得不到什麼黑色素，給黑髮添了負分。而吃薺菜時情形就大不同了，常做薺菜吃的人知道，薺菜的植株（尤其是野生的）矮壯，有高比例的莖幫，還有占比較大的根部，在摘除薺菜裡的雜草和清洗、焯水、擠團等時都需要保留相當的根部才方便操作，否則薺菜就散了不好弄。薺菜的植株特性和做吃特點，使吃薺菜時被強迫性吃進較多的莖幫和根部，也就比吃其他蔬菜多攝入了許多黑色素，這就是吃薺菜有利黑髮的真實原委。田埂邊的薺菜可以說是長在平原地帶最類似高原可吃植物的蔬菜。長於麥地裡和大棚裡的薺菜黑髮功效當比野生的要差一點。

需要強調的是，單靠某一菜類食材支撐不起我們的黑髮。關鍵是吃薺菜有助黑髮給我們的啟示，改變對待蔬菜的取捨態度，多保留一些根部進行食用，並養成習慣性行為，這對許多飲食變異較大黑色素遺落較多的人群，是追求黑髮中重要的一環。蔬菜品種可以

隨時令變遷，但我們總有辦法攝入多一點的黑色素。

吃蔬菜對白髮的影響在農村社會應該不明顯，農村人吃蔬菜不會像城市人那麼挑剔，也就偶爾會吃苗菜，通常老一點的、帶根的菜都會吃。而供應城市的蔬菜大棚菜比例很高，且多有生長週期才20 來天的速生菜，其根莖裡黑色素含量難以與農民自種自吃的蔬菜相比。

十六、給吃茶油能黑髮的傳說來點理論支持

在嘗試民間偏方治理中，筆者也納入了頗具口碑的茶油，正好單位領導福建老家就是當地有名的茶油村，自然請其又寄又帶地搞來農家土榨茶油食用，還請其在回老家探親時注意查看村子裡那些常喝茶油的老人頭髮是否比其他老人要黑。筆者浙江人，愛琢磨事，由於黑白髮理論的缺乏，治理白髮的偏方滿天飛，不知當信哪個東西才對路些，對那些傳聞治白髮有效的東西嘗試的同時還總想求得一些有證明力些的事實依據。譬如我們平常食用植物油品種挺多，為什麼唯獨有推崇茶油能黑髮的傳說？領導探親歸來轉告，老家村子裡老人白髮的確實不多，自己總算為把茶油納入食譜找到點理由。不過細想之又迷惑，在山區的鄉土社會老人白髮原本都少，不能肯定產茶油村子老人少見白髮就一定與常吃茶油相關，但反正沒找到理由排除食用茶油，茶油也就經常用著。

當後來自己把黑白髮的理論給梳理出來，再去思考茶油可助黑髮的傳聞經驗時，就有了理論上的解析。植物籽實都是黑髮良材，從籽實裡榨出的油脂多少會含有些黑色素，即所有的植物籽實榨的油都應有黑髮正面效應，茶油自然也不例外。但不同植物油的黑髮功效是有差別的，差別源自籽實所屬植物的生長差異。最常見的市售油如花生油、豆油、菜籽油、玉米油、葵花籽油、亞麻籽油等都

是由草本或禾本植物籽實榨取的油，而茶油是木本植物籽實榨取的油，木本樹籽實的成熟期或留樹時間要比草本和禾本植物籽實長得多，也即木本樹籽實中有利黑髮的光合作用聚合物的含量理應更多更濃些，油茶樹籽實則更是如此。

油茶樹主要分佈於亞熱帶，對陽光的充足性有嚴苛要求。油茶樹是會出現奇特的自然「花果同樹」[8] 現象的，可見其掛果期之長，同時也意味著其籽實內積存的黑色素聚合物更多。油茶樹籽實結果期是大豆、花生的五倍，油菜籽的十倍，所以食用茶油有助黑髮的傳聞是可以給出科學原理支撐的，可信，茶油當吃，且要選用土法榨油未經提煉的為是。同時，我們也可明白，普通植物油裡的黑色素應該較少，難以在食用時與黑髮作出關聯推測，民間也就沒有關於吃豆油、花生油等有助黑髮的傳聞。

是，還有核桃油，那也是木本樹的籽實油，是助黑良材。不過核桃油是近年才開發出來的油品，過去因核桃種植技術差，產量有限，又是好乾果，沒捨得用來榨油吃，也就未見關於核桃油的功效傳說。

棕櫚油和棕櫚仁油也是木本植物油，前者榨取自棕櫚果肉，後者榨取自棕櫚果仁，按本書理論，棕櫚仁油應有不錯的黑髮效果。

橄欖油也是四大木本油之一，它是將果肉和內核一起粉碎榨取油的，不如純果仁油有利黑髮。橄欖油是近些年才流行的舶來品，還來不及被咱們考察功效，筆者總覺得老外把橄欖油提煉得太純淨了，食用的黑髮效果當大打折扣。西方人對食用油品的追求，我們不學也罷，與我國民間「吃茶油能黑髮」傳言對應的是傳統土榨茶油。

---

8 指油茶樹會自然掛果至下一次花開，通常植物是一季花期一季果。現代農業科技通過人工干預的留樹保鮮技術，也能做到果樹的花果同樹，多為供旅遊參觀。

十七、中西主食比較——貨比貨最形象

　　泛泛談飲食結構比較抽象，用流行食物說事好把握一些。書中已談了麵點的皮和餡的問題，其實這就是具體食物的結構問題。拿漢堡包說成品食物結構也形象直觀，漢堡包或與之相類似的如熱狗、三明治、披薩等食物在歐美很流行，當我們思考什麼樣的飲食結構、主食占比究竟怎樣才是當餐不欠黑時，可以說，漢堡包、三明治、披薩那樣的主食（麵）和菜的配伍比例都不行。漢堡包、三明治裡肉塊比例太高，披薩上面鋪的那些東西基本都是些致白性食材，且占比太大。當然，加一包炸土豆條，是提高主食比例和總量的，來一杯雜糧粥也加分，但如是來上一大杯可樂，那就更糟。

　　當人們把這樣的食材作為日常飲食的主要之物，而附加主食太少甚至沒有附加主食時，人體黑色素攝入量就不足，髮色就會異化。有理由推論，西方人的髮色變異得較多，一個重要原因，就是他們流行吃的這些東西不符合人類黑髮所需的主食和菜肴的合適比例。當然，這只是評議街頭食品，全面評估還得看在家日常是怎麼吃的，這也是最具決定性的。

　　漢堡包外面套個透明罐，就可以把它看成一個飲食結構的「比例盒」，兩頭的半個麵包是主食，中間的是菜肴，顯示一種比例。既想吃漢堡包又希望能護住黑髮的，則肉餅要再薄一些，麵包還得兩頭再各加一塊。圖吃個痛快，不計髮色和健康的則可往裡再加塊肉餅什麼的。

　　用漢堡包去跟大餅夾油條、大餅卷大蔥等一比，我們就很清楚什麼叫「黑髮」食物了。

十八、素食與黑白髮

　　糧食類和根莖塊食物的占比和數量是決定是否黑髮的最主要因

素或正能量，該正能量是否主導黑髮還要看肉、糖、酒、奶、水果、葉菜、菇菌等攝入占比的消黑作用或負能量沖抵效果。說到此，想到的是素食者頭髮應是黑色一族，這種推論是正確的。素食者的白髮發生年齡遠遲於雜食者，素食人群白髮發生率也遠低於雜食者，但並不是素食者就不會白髮，因為被歸入素食菜單的「素食食材」裡照樣有致白性食材。水果、甜食、飲料、菇菌、葉菜、牛奶等如攝入占比過大了，也會產生白髮。但素食者少了酒和肉那樣重量級的黑髮破壞性食材，情況比雜食人要好得多。

素食者有利於黑髮的一個重要因素是，不吃高蛋白、高脂肪的肉類時，為了維持代謝所需糧食類的攝入通常就多。不飲高能量的酒也是保障主食量的一個因素。水果、蔬菜、菇菌等對黑髮的破壞性相對小些。糖對黑髮的破壞性大，若是攝入量多，對黑髮衝擊大。

典型的素食人群是僧人，從筆者偵查的僧人圖像和活動視頻看，五十來歲的僧人中很少見到頭髮花白的，七八十歲左右老法師中白髮稍多些，但即使高齡僧人滿白頭髮的極少見。多數僧人雖不留髮，但能從頭皮上判斷髮色情況，加上放大鏡軟體的利用，不難判斷髮色情況。筆者寧波籍同學老母親，是地道的香客，拜訪尼姑庵較多，在得知本書關於素食者頭髮不易白的結論時，給出她的進香見識，「尼姑中很少見到頭髮白的」。

能稱之為半素食的人群聚集地，應是監獄裡的服刑人員。理論顯示，監獄飲食對黑髮衝擊大的東西少，入監時頭髮有白的，裡面呆了多年出來後，髮色應轉黑。作者多年注意那些長刑出獄人的髮色，基本全黑。本書撰寫中，曾經委託司法部門的朋友，選擇一所長刑犯監獄作了問卷調查，但最終調查失敗，沒有獲得可助證的證據。調查無效的原因，除了髮色變化鑒定很難之外，應是社會性對於白髮的悲情認知慣性太過強大，受訪者深陷心理暗示中，都沒人身自由了，不用看、不用想，頭髮肯定越來越白。筆者料想，當本

書理論廣為流行，大家認知白髮是生活好的象徵時，再去監獄訪查，會是另一種髮色變化描述。

黑白髮事是生活常見事，每個人都頂著各色頭髮奔波於社會，各自也或多或少有著對黑白髮的認知和理解，對本書的那些見識和結論讀者是可以展開驗證的。一種全新甚至是驚世駭俗的黑白髮理論，發現理論和完整描述理論可謂一路披荊斬棘。黑白髮領域不當的傳統觀念流傳千年、根深蒂固，要讓讀者相信本書的理論更非易事。

十九、調整飲食結構是黑髮根基　藥療不可取

現代科技的發展，人們自然希望某一天能研發出一種藥物，想黑髮者只需每天吃一小片藥，就能頭髮盡黑。然而當我們揭示出黑髮的奧秘之後，去審視經由一片藥搞定的黑髮，就會感到那並未是好事，不過是自欺欺人的把戲而已。因為經由飲食結構而形成的黑髮是自然黑髮，在黑髮和飲食之間有一種可印證的關聯，可互證我們身體的狀況。而通過一片藥吃出來的黑髮，就其本質而言，與外部的染髮達到的黑髮並無實質性區別，還是只能滿足觀賞的虛榮，沒有底氣通過黑髮去自信我們的健康。

有一種聽上去具合理性的對待藥物治理理念是，希望借助某種化合藥物快速達到黑髮效果，然後再跟進飲食結構改善，夯實基礎，把藥物調理和飲食調理結合起來，謀取一種快速高效的銜接整改。這種用藥理念與一些人對待減肥藥的態度相似，借助減肥藥快速把體重打壓致理想體重，然後再跟進做到少吃去鞏固成果，為此即使冒健康風險吃點藥認為也值得。作者評論認為，白髮和肥胖不屬於外邪之病，不像人體被細菌、病毒侵襲，可借助藥物抑殺，然後再固原康復。治理白髮、肥胖事關人體代謝取向和體質的整改，要動

的那個「乳酪」是人類的劣根性，是要移除久積的稟性，遠不是心血來潮就能整改的，通常需要幾年的時間去修復。既然目標明確，動力也有，確信自己有毅力快速整改飲食結構的話，就不用在乎一朝一夕，安全回家才是最重要的。

髮色反映的是我們的飲食結構，改善髮色應意在調整背後的每日飲食總成的結構，把主食量調整到位，這才是髮色和身體健康雙贏的局面，也是需要意志和時間的。筆者反對，為了黑髮去尋吃那些萃取物，就是植物萃取物也不提倡吃，更別說啥子合成元素。因為重要的是調整好影響我們健康的飲食結構，光去改變終端表像是沒有健康價值的，採取做光鮮於外的表面文章，屬自欺欺人之策。

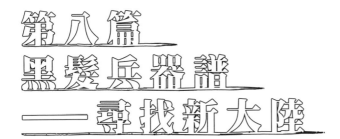

　　根據黑色素的形成原理和特點，可以溯源追蹤尋求黑髮良材，此雖算不得求黑上策，但與貓蓋屎的染髮行為相比，尋求植物性黑髮良材，也不算下策，因為畢竟追尋的是植物性食物，是正能量的成員，只是有些取巧和投機。改善髮質的上上之策當謀求現象與本質的統一，即髮色黑，而且是健康飲食結構的外在表現，此才是黑髮與健康雙贏的局面。

一、黑色素在哪旯晃藏

　　黑色素躲在哪兒？黑色素既是光合作用的聚合物，又管控著髮速，它應該躲藏在植物儲存營養的庫渠和分藥繁殖之處，也即根莖塊、莖稈和籽實中。理解上，參考太陽能發電裝置較為形象，感光板主要是接收太陽能生電，並不儲電，分工類似植物的葉子，負責光合作用，並不存積聚合物；生產的電能儲在蓄電池裡，類似植物的光合作用聚合物積蓄在根莖塊裡。植物籽實富含黑色素可理解為有小倉庫掛在植物上。這也是推定植物葉子基本不含黑色素的理論邏輯。

　　與黑髮關聯的黑色素，既然與植物光合作用相關，則光合作用時間越長，有效成分積累就越多。如此可見，留樹時間長的植物籽實黑髮效果就好些，那些到了生長晚期才結籽的效果應差些。植物根莖塊也同理，多年生植物的根莖塊，光合作用聚合物積聚時間長，有效成分就多，如何首烏。當年生的如土豆、地瓜等就相應效果差些。

　　關於吃點啥能有黑髮效果，我國民間說法較多，其實凡符合以上原則之物，要是長期堅持吃之，都會有效。

　　黑色素的來源與太陽有關，既如此，進一步展開的分析結論也頗為有趣。

二、緯度越低 髮色越易黑

　　緯度決定了光照時間多還是少，光照烈度強還是弱。緯度越低，越靠近赤道附近的，因太陽直射，紫外線照射度強等，植物果實和根莖塊中的黑色素沉澱也就高。緯度越高，太陽斜射且光照時間短，果實和植物根莖塊中的黑色素也就少一些。更進一步推論也就得出居於北歐的人會更易流行白色或非黑髮色的人多一些。但作者得出該結論後，就急需相關觀察結論的驗證。由於作者寫此書初期時未去過歐洲各國著意觀察，就注意那些和歐洲人有交往的朋友打聽歐洲的髮色南北歐有無差異。據接觸過北歐人的朋友說，北歐人自己認為他們的白髮現象比別處厲害，我聽之甚慰。

　　筆者後來於 2017 年去了趟荷蘭和德國，陪同幾日的年齡比我小一歲的華裔導遊在閒聊中，感歎自己過早華髮，應與身處北歐地帶相關，據他的觀察北歐人明顯比南歐人白髮的要多，但具體原因不明。我把關於白髮與太陽的關係說了說，導遊直說原來如此。不過，我聽到導遊的南北歐髮色比較結論，很是高興，本書理論在未找到南北歐髮色比較研究報告情況下，移居歐洲二十多年，幹了十多年導遊的哥們說出南北歐人髮色差異的結論，價值一點也不比專業的科研結論差。導遊的職業跑的地方多，閱人多，多年的人群觀察，其考察的人數實際遠要比一個科研專案所選取的樣本量要大，其結論可信度很高。

　　揭示緯度與髮色之間的關聯，並不是說生活在赤道附近的人就不會白髮，也不是說生活在高緯度地區的人就一定會較早白髮，只是陳述對人類的髮色存在地域上的自然條件差異，這種差異的客觀原因是不同緯度下光合作用的強弱導致的，而主要作物內黑色素含量的差異，會在地理分佈上展現人群的髮色趨勢性現象。

　　另外，北歐的自然地理環境較為特殊，一般緯度高的地方因氣

溫低，通常作物成熟期會長一些，能彌補些光合作用的不足，但偏偏北歐不少國家受海洋性氣候影響，秋冬氣溫並不低，這樣作物生長期不會特別長，高緯度光照弱的影響就存在，因而作物裡的黑色素就會少一些。

南北歐人髮色存在差異的一個很主要原因是，歐洲人的飲食相比亞洲人肉蛋奶要吃得多，主食吃得少，髮色在黑白平衡點附近晃悠的人就多，而在黑白髮變換臨界狀態下，一些本不起關鍵作用的因素，會顯得重要起來。

趣解南北歐髮色差異，應該還是與其飲食結構可能存在的差異相關，那源自中國的麵條（高效黑主食）歷史上傳入歐洲就是先從南歐義大利開始，再繼續往北傳的，麵條登陸地就近的南歐接受度高一些，延續下來髮色就黑一些。往北傳越遠越乏，影響度小吃得也少些，髮色也就差一點。也許並非玩笑，義大利麵現在還挺知名的。

緯度之差影響到髮色，可以表述為在海拔差不多時，同等飲食結構和食物攝入量下處於高緯度生活的人，頭髮要變異得早一些、快一些。

三、飲食方式重於緯度限制

從緯度、海拔等地理方面闡述農作物的黑色素含量是側重環境對髮色具有一定的影響力。該環境可以描述為黑色素富有地區或黑色素相對貧乏地區。身處有利自然環境的人頭髮護黑會容易些，處於不利地理環境下的人頭髮護黑會難一些。大自然虧欠了某些地域黑色素，但只要人們想黑髮，自然所給的黑色素還是夠用，生活於歐洲和北美地區的人總體講還是黑髮為主流。典型的如生活在北極地區的因紐特人，按理該族群處於作物內黑色素最不豐富的地區，

但從一些反映因紐特人生活的電視節目裡看，他們的頭髮卻少見白髮或金黃色。作為仍保留漁獵傳統的民族，餐桌上的麵包是黑色素的重要來源，但讓筆者感歎的是因紐特人對待海魚和飛禽的吃食方法，達到了讓人不可思議的「整吃」，捕到一頭鯨作為食物時那真是物盡其用，一點也不糟蹋，對待某些飛禽會整只酵醃吃食，而這種特殊的飲食風格是最大二次利用黑色素行為，也輔助了因紐特人身居地球最北端，黑色素最欠缺的地方，卻仍能流行黑髮。

生活於北極圈的人都能保持黑髮，生活於北歐、北美的人只要想保持黑髮，自然就沒理由做不到。當然，既然環境條件差一些，黑髮的飲食堅持也就格外需要持之以恆。因為無可否認的是，髮色變異的門檻高緯度地區無疑會比低緯度地區的低，有意無意間頭髮的異色風雲會在人群大資料上表現出來。人類的髮色變化，看似具有發散性，但背後有規律可循，如果人們的飲食結構離黑髮的要求偏離太多，則無論處於怎樣的緯度和海拔，都會較早白髮。如果一生能守住黑髮要求的飲食結構，則人們即使處在環境條件最差的地方，也可以年老而頭髮不白。上蒼給居住於地球上的人類環境待遇有些不公，但還是給了人們完全黑髮的機會，就看我們自己是否願意把握和能否把握。

可以追問的是，熱帶和亞熱帶地區的作物由於光照充足，植物的成熟期也快，熱帶地區的稻子一年都可以種三季，這樣光照雖強，但成熟得快了，光合作用的製成物單位含量也未必很高。此究有理，所以緯度背後實際是指作物生長期接收的光合作用總成量，這才是核心內容。不過，農業科技能解決這個問題，現在普遍推廣的雜交稻的成熟期就長了，筆者浙江中部老家過去是每年種兩季稻子，現在改種只能成熟一季的雜交稻了，這樣稻米內的黑色素含量也就變多了。更有意思的是，過去種兩季稻子農民糧食不夠吃，現在僅種一季雜交稻反而吃不完。另外低緯度地區的含黑色素作物不只是農

作物，還有其他採納進我們食譜的常年生植物，那也是影響髮色的重要方面。

四、海拔愈高 黑髮食材愈盛

單純從海拔高度講，海拔越高，離太陽也就近些，別看那麼幾百、幾千米對從地球到太陽的距離完全可以忽略不計，但大氣的原因，高海拔地帶的光照會比低海拔地帶烈度強得多，光照強了，植物光合作用的製成物也就會多些。高海拔地區的作物，不僅接受的光照烈度強，而且因為所處高寒地帶，作物的生長期變長，還會演變出較多的多年生植物（該特徵也是高原植被需要加倍保護的由來），這樣高寒作物裡的黑色素含量，會有雙重的提高。另外，高原上的野生植物（包括可食用野生植物），為了在寒冷環境中生存，往往植物的葉子和根莖都進化得肥厚粗壯一些，而葉子肥厚了，有助於提高光合作用的效能，猶如太陽能發電板，越大發電量就多。黑髮環境因素的有利，居住在青藏高原上的人，其髮色同樣是黑，但其黑色的程度明顯要比低海拔地區生活的人要深一些，得有兩級色差。

海拔高度對植物性食材內部成分的影響，日常生活中我們最易感受到的是茶葉。茶葉生長地海拔高度一旦超過 800 米，茶葉裡增多的茶多酚就會使得茶葉喝起來發苦。這就是平均海拔接近 2000 米的雲南所產茶葉普遍要比江浙一帶茶葉苦得多的海拔和緯度原因。

從發現高效黑髮食材的角度看，那是我們發現新大陸的地帶。但還是得強調囉嗦話，環境只是有利條件，黑白髮的主動權還是看人的飲食選擇。

五、薑是老的辣──植物成熟期決定功效

　　另一與光合作用製成物含量高低相關聯的是植物的生長成熟期。植物成熟期越長，果實的留樹時間也就長，根莖塊享受光合作用滋養的時間也長，果實和根莖塊中黑色素含量也就高一些。俗話說的薑是老的辣，就是老薑呆在地裡的天數長，裡面的辣素比早挖取的嫩薑積存要多。

　　一年一季的雜交稻其黑色素含量應高於一年兩季或三季的稻穀。其間展現這一特性最極致的就屬多年生植物，典型的代表性根莖塊就是多年生的何首烏，因為這類植物的根莖塊積蓄了多年的光照聚合物，這也是自古傳下來何首烏能入藥黑髮的科學原因。依據本書的理論，所有的植物根莖塊裡都含有黑色素，只要能吃的吃了都有黑髮功效，至於相傳下來獨推何首烏，應該還與何首烏的常見和易栽培及結果量多而大等相關。同樣依據生長期原理，作者把人參（粉吃）和三七納入到高效黑髮食材的榜首，原因是從目前市售常見藥材的成熟期看，對多年生的限制要求是人參時間長，留地五年才可收穫，而三七和何首烏的可採收期是三年左右，又三七比何首烏長得小而少，內含要高，理論功效當比首烏強。當然，何首烏也有更多年的，不過那是另一種比較鑑定了。順便得解釋一下，藥典裡未見記載人參和三七能烏髮，這是可以理解的，在之前社會人參和三七是珍稀貴重藥材，加之藥典對人參、三七的藥性定義，幾乎不會有人去長期吃它們，就是有常吃人參的也是湯喝，三七則只在重症時才會少量使用，對黑髮不起多大作用，自然不會得出有黑髮功效。筆者推薦現在的人參和三七可以每日吃點，是因為眼下所見人參和三七基本都是栽培的，藥性溫和了，管管黑白髮正合適。需補充說明的是，理論上可以視人參、三七的黑髮功效更強些，但增補黑食制首烏主打的地位不能變，因為何首烏與食材近，藥性溫

和，基本不用顧慮有啥副作用。

談到何首烏，我們馬上會關聯想到的是紅薯，那也富含黑色素嗎？結論自然是肯定的。其他馬鈴薯、木薯，甚至是蘿蔔等都含黑色素。紅薯裡黑色素含量應該高，但常現於餐桌的紅薯又大多很甜，甜味會沖抵黑髮效應，所以紅薯好吃，卻未被當作黑髮良材。土豆等都是當年生不甜的根塊，黑髮效果強於番薯，但無法與何首烏比拼黑髮功效。土豆是許多歐洲國家餐桌上的主打食材，也是歐洲人頭上黑髮的重要黑色素來源之一。歐洲人能維持黑髮或仍以黑髮為主部，土豆裡黑色素所作的貢獻很大。

本書在評議茶油的黑髮功效時，對植物籽實油背後的成熟期長短作了比較說明，其實，這只是一種簡單的推算，影響黑色素含量的應是成熟期內光合作用的總時長。泛泛地以生長年頭相比，並不符合計量科學。那些四季常青的多年生植物籽實和根莖塊，其光合作用總時長遠遠要比當年生的多，而不是三年生、五年生的就是當年生的 3 倍和 5 倍。因為落葉植物，葉子掉了，光合作用就停止，而常綠植物光合作用四時不斷。

六、謎語何首烏——藥名上的千古幽默

群龍之首何首烏，一說起整治白髮，首先提到的就是它。姓何名首烏。「何」，漢語中為疑問代詞，什麼和為什麼的意思，何故？為何？何也？這樣連起來理解何首烏就是為什麼首烏了。古人怎麼給它起名的？吃之能烏髮的東西，卻弄了個帶疑問的怪名字。既然何首烏能烏髮，那叫「可首烏」意思不就通了嗎？奇怪，太奇怪了！

奇怪的事像背後通常有奇怪的原因。在字謎文化啟發下的某日，再想起迷惑人的「何首烏」藥名時，悚然一驚，「可」字前面有單立「人」，「人可何」！原來何首烏之「何」可以拆分為「人可」，

「人可首烏」，吃之人人能首烏。歎！是哪位古人幽這一千年長默呀？罵自己愚鈍，也趕緊給自己找個臺階下，也許何首烏早期的藥性記載寫有食之「人可首烏」，那「人」字和「可」字寫得靠近了些，某個編藥書的誤當作一個「何」字，稀里糊塗就一直用了下來。當然，也有可能是對首烏黑髮特性的難以肯定，故布疑陣，留待後人考。

何首烏名字由來已無考，叫什麼沒關係，治白髮首推何首烏，何首烏這老大還真是當之無愧，根據本書黑色素是光合作用聚合物的解析，何首烏確實是道行最高的主，「黑四味」其他的黑芝麻、核桃仁、黑豆都是一年生植物籽實，只有一年的光學修行，而何首烏（以當下市售論）一般有三年的光學修行，且古人應沒有今人那麼急功近利，估計首烏在地裡待的年頭會更長一些，功效也更強，古人也更有理由推崇何首烏。

何首烏是抗白的英雄，但這個英雄有點背氣，它在早期黑色素稍缺的社會時期，對頭髮白得不厲害的人，它的能力顯得強，而用在眼下社會那些黑色素缺少得太多的人上時，有些力有不逮。當然，是許多人的黑色背離度實在太高了，不是何首烏的問題。另外，我們還應看到，傳統中醫藥推崇的何首烏概指留地時間長的野生首烏，眼下市場上主打的是人工栽培首烏，兩者在黑髮效果上會有一定的差異。

七、高效的黑髮食材在哪裡

搞清楚食物對黑白髮的決定性作用，總結出植物是黑色素宿主，以及決定食物黑色素含量高低的相關因素，接下來就是按圖索驥、依理尋寶。

高效的黑髮食材在哪兒呢？在青藏高原上，在赤道附近，在非

洲大陸上。若是又在赤道附近、又是海拔高之處，則會有效果倍增的黑髮良材。這是從全球視野總結的。具體到某個國家或地區，往南部、往高處去是尋寶的方向。

不吃那些有助白髮轉黑的東西，僅僅通過飲食改善也能帶來髮色改變，但逆轉所需時間會長些，要考驗我們的耐心，既然有可提速髮色轉黑的安全食材，何樂而不為呢？

書中所提的黑髮良材，只是筆者知道之物，相信現實中還會有許多可依理找出的高效黑髮良材。「黑四味」以及讀者自己發現的高效食材都可以吃，因為它們原本屬於可吃的安全食物，屬於主食雜糧的範疇，只是其有利黑髮的黑色素含量高一些而已。同時，我們還應看到，高效黑髮食材的功效也沒那麼邪乎，吃它的實際效果是可以換算沖抵相當於增加多少主食的。換算率高的，黑四味裡也就何首烏，三年生何首烏每天取食 20 克的話，也就大致相當於增加 50 來克的主食，若是加吃後主食總量仍然不到位，還得再加量或提高主食攝入量，擴充那支撐我們黑髮的主力部隊。當然，總效計較還得考慮黑四味中植物雌激素對髮速的限制作用。

八、最「黑」的主食——青稞

食物的黑色素含量既與緯度、海拔有關，而我國的緯度跨度並不是很低，難道得向赤道一帶國家和非洲國家去進口糧食吃嗎？這倒不必。我們有全世界最高的青藏高原，那裡有富含黑色素的農作物。重視開發利用高原作物，給內地輸送點「黑東西」，有利於東西部之間物流平衡，也符合西部開發的方向。

青藏高原上最大宗的高效黑髮作物，那就是「青稞」。青稞是大麥屬的一種，是高原特有的禾穀類作物，主要產自我國西藏、青海、四川、雲南等地，是藏族人的主要糧食。宣傳上，認為青稞有

廣泛的藥用和營養價值，並未見青稞是黑髮良材的說法。但本書作者認為，青稞最靠譜的價值是有利黑髮。普通麥子做的麵粉黑髮價值已比大米要高些，青稞則更是麥類中的黑髮王者。高原作物原本富含黑色素，青稞自然不例外。青稞籽實的留樹時間比平原地帶麥類作物長兩個月，接受紫外線輻射比平原強一倍，具備高效黑髮主食的理論由來。

　　讀者不妨關注一下高原藏族人的髮色，可用「賊黑」兩字來形容。筆者認為，高原人頭上多見的超級黑髮，就是源於以青稞為主食。當然，筆者也思考過由此帶出的一個問題，為什麼之前從未有關於吃食青稞有利黑髮的說法呢？對此解釋有三，一是之前社會不用關注黑髮問題；二是排除不掉肉和普通奶的髮色負面作用，是找不出那黑髮主使的；三是藏民的肉食量較高，乳製品的攝入比例也大，高效黑食和高效白食一塊整的飲食會讓人對髮色演變迷惘。

　　書作者既認定青稞具有高效黑髮作用，自然也幹了網購青稞粉做吃的事。說實話，吃慣米飯、麵食的自己對青稞的口感一下子真難以適應，但這種粗粗的口感正是高含量黑色素食物的特徵。話說回來，還應是習慣問題，青稞粉其實和蕎麥粉挺接近的。有意試試青稞的平原白髮者，也許有人去吃了接受度會比筆者好，也可去搞青稞掛麵、青稞饅頭吃吃。

九、超級黑髮乾果──香榧

　　當黑髮理論完成之後，筆者也不能免俗，總希望找到高效的黑髮食材，目標自然是聚焦生長期超長的可食籽實等，只是苦於見識有限，一直沒有發現掛果期超長，能吃又好吃的理想之物。

　　通常我們食用的植物籽實，大都是當年生的，成熟期並不長，黑色素記憶體含量有限，像花果同樹的油茶籽，長達十個月的掛果

時間雖然超長，可惜不能直接食用，這讓尋求高效黑髮食材的我們很是失望。直到 2021 年夏天，筆者回浙江浦江老家呆一陣子期間，去往山區遊玩，驚奇地發現了追尋中的多年生能吃果實，這就是香榧果實。香榧果是三代同堂的神奇果實，香榧樹上同時掛有可以採摘的成熟果，來年才可採摘的果，當年長出的新果，其果實成熟期竟然長達一年半以上，果實留樹時間接近油茶籽的一倍，是筆者所知最高效的黑髮果實類食材了。

香榧果早年主產於浙江中東部，產量稀少。筆者孩提時逢過年才能吃上幾顆。近些年，香榧果被稱為千年聖果，周邊多地及附近省份也已有開發種植。有趣的是，打小就吃食過的香榧，不僅筆者不瞭解其生長特點，朋友們聽聞香榧超長留樹特點時，也大都感到不可思議，原來並不瞭解此物的神奇。萬物造化無奇不有，留心會有大發現，不知哪兒的讀者，會有更奇絕的高效黑髮良材發現。

十、黑髮兵器譜

製作此榜僅是為了給個直觀參考，主要依據本書所述黑色素來源和形成原理排列。在入榜考慮上秉持的原則是，寧可放過該入列的，不能隨意列入黑白性不明的疑似物。讓好人蒙受點冤枉問題並不大，誤把壞人當好人是會帶來危害的。

金榜：人參、三七、制首烏、香榧、天麻、百合、葛根粉，黑豆、黃豆、赤豆、綠豆等各種豆子，芝麻、堅果、青稞、小麥、稻米、玉米、小米、高粱、花生，木薯、魔芋、山藥、土豆、芋頭、菱角、蓮藕、茨菇、咖啡（清喝），茶油、核桃油等原榨植物油。

銀榜：地瓜（不怎麼甜的）、四季豆、茭白、竹筍、菜根（含根塊）、薺菜、蘿蔔、荸薺、大蒜頭、烏雞蛋等。

銅榜：洋蔥、蔬菜杆莖、甜地瓜、無花果、貝殼類（整吃時）、

部分小昆蟲、紫菜等。（紫菜是海藻，有一大族，對其是否屬水生植物，學界有爭議，從紫菜生長有光合作用參與以及紫菜裡含有較高比例碳水化合物看，筆者推測紫菜具有一定的黑髮效用。）

中性榜：紅糖、原蜜、火龍果、菇娘、香蕉、獼猴桃、草莓、番茄、深色內臟等。

中性榜最合適的標稱，用當下國際政治問題流行語「溫和的反政府分子」更為合適。請注意作者的語言表述：如果一定要吃水果時，選此榜所列水果吃，對髮色的負面衝擊會小一些，不是吃了這些水果對黑髮有正效應的意思，與吃糖和蜂蜜時選紅糖和原蜜的意思也一樣。深色內臟可以吃，應是替換可吃的肉量。日本研究認為內臟裡含有牛黃素，對人體健康長壽有好處。

支恐榜：酒類、肉類、白糖、純果肉、菇菌類、奶類、菜葉、普通雞蛋等

從入榜食材可看出還是好人多，糟糕的是恐怖分子數量雖不多，但能量高，對黑髮破壞力強，又基本是美食。

認同本書黑白髮理論，可自己界定認識的食材。

第九篇 髮色與健康

　　關於白髮與健康的關係，目前醫學界並沒有明確說法，沒有肯定也沒有否定。有明確說法的是，少白頭通常被認為屬於病態的表現。

　　作為一本研究揭示白髮形成原因和治理的書，作者曾希望最終能得出白髮是如何危及健康的結論，因為一本談論人類髮色變異的專著，唯其事關健康大事才會顯得書的重要，可忽悠人們關注，有利於普及。然而，琢磨多年，無論從哪個角度審視白髮與健康的關係，都得不出可危言聳聽的結論，而強行渲染白髮原本不存在的健康危害，只能使全書陷於邏輯混亂之中，也無法與社會現實相對應，這是寫書人一定要杜絕的。

　　必須承認，人畢竟是人，黑髮飲食意味著少吃些肉、蛋、奶、水果、甜食等，而做到這種生活堅持實在有點難為人。致白的食材往往是些更好吃的東西，如果頭髮白一些對人的健康和長壽影響並不那麼嚴重的話，就沒必要為了維持頭髮滿黑去跟美食太過作對。所以，一個非常關鍵的問題就是，白髮與健康和長壽的關係到底如何？更直白地表述，則是非正常進程性白髮對人們的健康和長壽究竟有沒有影響，如有影響，那影響又有多大？

　　人類可以七八十歲了仍然滿頭黑髮，人類也可以放任人到中年了適度白髮，但筆者認為在四十歲以前產生白髮不妥，七八十歲了如果頭髮盡白也不妥。合理的髮色年齡再大也得有些許黑色底蘊，用以證明其飲食大致還在正道上。這是筆者基於理論作出的結論，當然，作者清楚現實中滿頭銀髮的七八十歲老同志很多，之所以這麼說，是因為不能只看黑髮老者、白髮老者都還活著，還應看其生存品質和健康風險。冒昧評之，黑色代表安寧，能保持適度黑髮的老者可能活得潤一點、靜一些、健康係數高一點，而滿頭白髮老者則可能活得躁一點、小毛病多一些，健康風險高一點。

一、髮色健康風險評估的路徑由來

通常我們認為老年的白髮對健康沒什麼影響。問題是這種說法基本是依據生活觀感，不少滿頭銀髮者八九十歲還健在，而得出的結論，並沒有一個理論作支撐，尤其是這些年，人們的白髮上頭之勢呈明顯的提前爆發態勢，傳統上把白髮與衰老聯繫的見解顯然需要重新審視和改寫。

撰寫本書稿之初，心裡最沒數的，就是關於白髮與健康之間究竟是怎麼樣的關係。當作者為探析出黑白髮理論，並頗為自得時，一想起白髮與健康長壽之間的關係究竟如何，心中就茫然無緒，找不到可供參考的相關研究資料，見不著可給點靈感的統計報告，究竟如何解這難題呀？這又是個繞不開躲不過的問題，不好評說也必須說，可實在不知道怎麼說，足足困擾了筆者近半年時間。頭大！直到有一天，心頭一道閃電，福至心靈頓悟了，既然已經揭示出白髮是飲食結構變化所致，那就可以從白髮顯示的飲食情況去評論白髮與健康和長壽的關係，而不必糾結於白髮與健康長壽的表像關係了，哈哈，命題合理轉換替代，這就好解了。老百姓深受重大醫學現象只有支離破碎觀點，無系統理論可清晰解釋問題之苦，筆者崇尚搞點普通人能掌握又好使的「百姓理論」。

探案思路一般由罪案性質決定，情殺找情人，仇殺找仇家，財殺找窮極覬覦錢財的。本書對白髮現象的流行病學調查，揭示白髮不是「情殺」、不是「病殺」、不是「老殺」，而是「吃殺」。年紀輕輕就出現白髮，與情緒壓力無關，也不用擔心與未老先衰相關，不是基因有問題，也不是身體代謝有啥怪異，白髮早現是因為你的飲食結構離黑髮的飲食有了偏差，偏差度決定白髮程度。從簡潔明快的醫學研究看，一種可稱為病症的現象，其有何健康危害，在於病源的特徵和病症的形成原理中，不是研究者可隨意發揮想像的。

被我國醫界過度渲染的愛滋病傳播問題，只要瞭解愛滋病毒在空氣中只能存活一分多鐘這一理化特點，也就無法妖魔化愛滋病的流行，也不會無端讓社會承受不必要的恐慌。至於有意攪混愛滋病傳播問題，希望藉以協助掃黃打非，其心可憫，但絕不是科學的態度。

白髮既由飲食而來，且適度白髮所需的飲食偏差又不是太大，所以通常的少量白髮早現都不致影響健康。但是，討厭的「但是」，過早的滿白髮者還是要監察審計自己的飲食結構，因為過早滿白頭髮是一種值得警惕的示像。審計自探可分兩類，若是糖、水果、蔬菜、菇菌類吃多鬧的滿白頭髮，一般問題不大。若是酒、肉、魚、奶等高能高脂肪高蛋白吃食過多鬧的滿白頭髮，則罹患高脂血症、腫瘤的風險就高，自然會影響到健康長壽，需考慮整改飲食結構。

二、異常白髮需要審視

這裡說的異常白髮，是指大致不到五十來歲就已滿頭白髮。雖然不能通論滿白頭髮皆有害，但過早滿白髮色，應重視健康風險。若是肉類或酒加肉類攝入過多導致的過早「肉白」或「酒肉白」，該類滿白形成的不當飲食結構，與心血管疾病和可能誘發癌症同源，要總結思考自己的飲食狀況是否偏離正常結構太遠。年齡不大白髮卻多者，對白髮採取一染了之的辦法，頭髮看著是黑了，但把身體給出的警示信號給遮罩了，當作平安無事任由可能被掩蓋的問題發酵，直至出現較大的健康問題。

這麼說，也不是反對染髮，而是要在對導致白髮的成因有足夠認知，預知健康風險時再染髮，以免出現健康問題時怨天尤人。當闡述白髮是飲食結構不當所致時，還需考慮飲食的總量問題，把頭髮搞得很白了，若總能量攝入不是太高的話，健康風險也不會太高，這也是許多滿白頭髮者能安詳無恙的重要原因。

女性多見「水果蔬菜白」，沒有肉類參與的「素白」，一般白不透，多少會有黑灰髮色底蘊。單純水果蔬菜白的健康風險低。當然有「素白」與「酒肉白」混合型的白髮，這類白髮的健康風險主要看酒和肉的攝入量是否過量了。

與水果結親致髮白的「水果白」，白髮的光澤度比不上與肉食、奶品結親致髮白的「肉奶白」。前者多見枯草白，後者多見銀白。

筆者傾向於能不白髮或儘量白髮遲些發生為好的觀點。如出現少數白髮，則意味著體內黑色素攝入已出現短缺，如在意它可能存在的健康風險，則應著手適度調整飲食構成，加大主食的攝入，減少糖類和肉食的攝入。

頭髮大部分已白，但尚留有黑色底蘊，表明體內黑色素食物攝入，還沒走到大部異化的程度，應盡力維持那抹黑色為是。滿頭白髮不見黑絲者，其飲食偏離值通常都已很大，應為爭取點黑髮努力。

三、白髮背後的肉食量與健康有關聯

首先，在其他條件相同的情況下，飲食中的肉類有利於提高體內雄性激素，促進肌肉生長和提高體能，特別是畜肉能夠促進肌肉生長已被許多研究所證實。這也可以從肉食對於與運動員的重要性上得到印證。有的研究還發現，素食者的血液雄性激素水準比肉食者低 18%。

埃及開羅大學的一項研究認為，頭髮變白不僅是衰老的跡象，還可能是心臟病的前兆。其 研究團隊招募了 545 名成年男性，按頭髮從白到黑對其打分，頭髮全白者為 5 分，沒有白髮者為 1 分，然後對參與者進行 X 光掃描，瞭解他們的動脈血管健康狀況。結果發現，頭髮評分在 3 分以上的參與者，大多有動脈血管損傷、高血壓或血脂異常等症狀，由此認為白髮越多，動脈受損情況可能越嚴重，

心臟病患病風險越高，因為，動脈疾病和頭髮變白的機制類似，兩者均與 DNA 修復功能、炎症、激素水準變化、功能細胞老化等因素有關，其發生幾率都會隨著年齡增長而增加。研究團隊計畫下一步把研究對象拓展到女性。他們表示，如果這一研究得到進一步證實，對心臟病的防治將有很大意義。今後可將頭髮花白程度，列為預測心血管疾病風險的一個指標，醫生只需要看看患者頭髮顏色，就可以大體判斷出患者的心臟、心血管健康狀況。——這是網查能見到的少見的關於白髮的研究，其研究結果具有重要價值，但作者不贊同該研究的某些結論。

作者解讀此項開羅大學的研究報告評論認為，研究本身是在不清楚白髮產生機理情況下進行的，是對白髮者的時點探查，能說明一些問題，但缺乏有關白髮的前因後果分析及治理建議，還是跳不出只談治療不談防控的醫界陷阱。白髮與心血管問題的關聯主要存在於那些因肉類、酒、糖、奶等攝入過多而白髮的人群，對於因蔬菜、水果攝入過多而白髮的人不應有明顯的心血管問題；開羅大學的該項研究其實是證實了白髮的形成機理，部分白髮過多者的心血管問題恰恰說明了導致白髮的飲食根源是高脂肪和動物蛋白攝入過多；從觀察白髮程度去推論心臟、心血管健康狀況，確有合理的參考價值，也是符合白髮形成機理的，若結合白髮者的飲食結構進行評估健康風險會提高準確度，但一味強調從白髮去探病有舍本求末之嫌。應該揪出元兇，宣傳人們不要過量吃肉才是。

四、白髮是如假包換的「富貴征」

所謂的「富貴征」，也可稱「發展病」，是在社會經濟發展，物質豐盛，人們容易吃得過好、過多，導致營養過剩情形下出現的與代謝相關的疾病。如肥胖征、糖尿病、高血壓等是基本公認的「發

展病」。這些病症在社會經濟欠發達時，因受物質條件限制，人們吃得比較簡單，反而少見。社會性的白髮早發、多發就是「發展病」之一。而對「發展病」的流行病學調查，就得指向那些發展起來後才凸顯的飲食現象。那些過去沒得吃現在可以吃的，過去吃得少現在吃得多的，以及過去主打吃的現在吃少了的等東西，大致就是出現「發展病」的可能源頭。梳理幾十年我國發展前後人們的食譜變遷，飲食上最顯著的變化主要就是，肉、蛋、奶、水果、糖、酒、菇菌類等比以前多吃了，糧食類主食少吃了。關注白髮早發、多發現象，必須對這些我們飲食中變化較大的食材有黑白髮功能的認知，這才能讓我們對髮色「白得明白，黑得清楚」。

那個決定人類髮色的最主要因素——黑色素，原來躲藏在基礎性食物之中。它會與人類自認為的「發展」開玩笑，所謂生活過得好一點，卻越是疏遠了它，而生活相對簡樸些的，長期以五穀雜糧為主食的，卻不愁黑色素的欠缺，甚者七八十歲仍可鬚髮盡黑。是人們的長期飲食構成，決定了我們頭髮的黑白兩重天。當人們日常食物攝入中，五穀雜糧低於一定比例，體內黑色素不夠支撐黑髮時，頭髮就開始出現白髮。比例越是失調，白髮也就越多。——這就是白髮早發、多發的主理論，說起來不是太複雜，但要人相信，卻非易事，本書十多萬字就是圍繞這個主理論展開的。

白髮是人們飲食異化的結果，是對食物傳統構成叛逆的展現。人類的髮色是與傳統飲食構成相匹配的，承受不了高糖、高營養物質的過量衝擊。白髮程度越厲害，表明食物結構異化和叛逆程度越高。

五、有趣的白髮轉黑案

發現黑白髮原理，作者頗為自得，在向朋友兜售黑白髮理論時，

有人說了發生在親朋上的有趣現象，其有兩位患了腦梗的親戚，經醫院治療康復，回家過一定時間後，發現原來的白髮都出現了明顯的返黑，對此家人都大惑不解，猜測是腦子一梗塞，產生黑髮的管道堵住了，腦梗一解除，人體的黑髮代謝功能順暢了，頭髮也就黑起來。朋友跟我說該兩例髮色返黑現象，意在表示人的白髮變黑是個很神奇的事，看筆者的見識如何解釋腦梗後白髮變黑現象。

筆者聽到這樣與髮色相關的有趣案例，釋疑哪會犯難，只會感到高興，這是髮色指向疾病的案例，具有理論與臨床相互印證的價值，它既說明了部分患者白髮形成由來與疾病之間的關聯，也印證了白髮是可以逆轉的。相信閱讀過本書並領會書中理論的人，不難解釋腦梗康復者隨後出現白髮返黑現象。懷疑腦梗時黑髮通道堵住，顯然是笑猜，若真是堵了什麼生髮通道，是會影響頭髮生長的，連白髮也長不出來，實際白髮長得歡著呢。實際情況是，通常患上腦梗病的人，都是平時飲食中酒肉等高脂肪、高蛋白營養物攝入過多所致，這種飲食習慣容易得腦梗，過度的營養物代謝後堆積在重要的通道上，及至風險累積出現危及性命的腦梗，同時，高營養物又是白髮使者，會產生白髮，是典型的白髮指向危重病現象。朋友的兩個親戚顯然是聰明人，有幸劫後餘生時，能痛定思痛，為了保命而一改之前的飲食習慣，進行飲食調理（現實中腦梗支架後肉照吃、酒照喝的敢死黨不在少數）。酒和肉類等高營養物攝入減少了，自然會增加米麵雜糧等主食量，如此一來，致白性食材減少了，黑色素食物增多了，頭髮就會變黑，身體也健康起來了。

後天性的腦梗、血管變窄等疾病都是營養攝入過多所致，僅靠藥物和手術治療，救得了一時，治不了根。藥物和手術只能緩解症狀，幫患者度過難關，帶有添水止沸功能，終極的根治之法只有趕緊撤火，減少營養物攝入，在食物攝入總量和結構上一起整改，方可保隨後身體無事。只要腦梗犯病一時半會還要不了命，都可採取

緊急全素食加上減肥調理數月康復。反過來從防病角度講，不過度飲食的人是不會罹患腦梗的。

還得強調說明，並非髮色「酒肉白」者才可能指向腦梗，那些主食攝入量足夠且酒肉也多的人，是可以頭髮全黑又患腦梗的，因為其攝入的黑色素能維持黑髮所需。但這樣的「黑髮腦梗」者，體重是要超重或肥胖的，因為標準體重的健康全黑髮不能與過量酒肉相容，足量的主食攝入後，留給酒肉伺候的量度已然有限。

六、白髮與健康長壽關係總論

一個十分尖銳的相關問題是，如果本書關於黑白髮的理論是最接近真相的話，則白髮與健康和長壽的關係，實際就是黑髮和延緩白髮發生背後的以五穀雜糧為主的飲食更使人健康長壽，還是肉類、水果在飲食中占比多一點更健康長壽。——這指向了，人類健康的飲食基準問題。

揭示黑白髮的成因，處於兩頭的好歸因些，全黑的和全白的頭髮，前者是因為含黑色素的食物攝入充足，後者是含黑色素的食物攝入缺得太多。但對那些花白相間頭髮，或以黑為主兼有白髮，或以白為主兼有黑髮的，追究起來就費勁得多，都需用回歸結論。這頗類評人，好人和壞人容易處理，前者表揚肯定，後者批評譴責，而那些不好也不壞，時好時壞的人，評價起來就頗費口舌。

第一的問題是白髮與長壽關係如何。說實話，身處中國受白髮是衰老標誌的傳統認知影響，自撰寫本書之始筆者內心深處自然有一種白髮會影響壽命的感覺，白髮早現了，白得厲害了既然是衰老的意思，肯定當影響壽命。帶著這種感覺在研究白髮現象時，會自覺不自覺地去求證白髮如何影響長壽，然而到書稿快寫完之時，並沒找到什麼支持性證據和理論，結論竟然是指向白髮與壽命關聯不

大，這可著實讓自己也感到費解。其實，仔細一想又釋然了，白髮既然是飲食結構改變導致的，那麼只要白髮背後的飲食結構不是太過糟糕，還在人體的承受力之內，則有可能原本就不影響長壽。以我國為例，女性白髮者比例要高於男性，而我國女性的平均壽命卻比男性高。就是泛泛地或者委婉地說白髮或多或少會影響長壽也不成立。女性的比男性長壽些，是因為女性在代謝平衡上保持得好些，而女性白髮背後的成因最常見的是水果、蔬菜吃得較多導致的，這種白髮對健康和長壽的影響要比酒肉攝入過多導致的白髮小得多。實際上，評論白髮與長壽的關係，是不能泛論或總論的，而要區分白髮背後的不同致白食材上。真正會影響健康和長壽的是魚肉攝入過多和飲酒過多導致的白髮，而這方面男性往往是要丟分的。

現有的資信和現象觀察，尚不支持作出白髮有明顯影響長壽的結論。筆者認為白髮對生命長度的影響至少目前尚不能肯定，但筆者認為嚴重的白髮對生存品質會有影響，滿白者中多存在健康風險高一些的人。強調髮色滿白說事，是筆者認為現在的飲食條件下，即使年紀不大就有了白髮，只要黑髮尚存有半乃至三分之一是黑的，都可言大致無事。

這裡牽涉到一個有趣的現象，既然影響健康了，為什麼又說對生命長度影響不大，這不矛盾嗎？其實，並不嚴重的病病懨懨未必活不長，走向危及生命的健康狀況才糟糕。所謂不僅要活得長，而且要活得健康，說的就是活得長和活得好是可以分開的，只是我們爭取把兩者結合起來活著才更有味道。

從世界範圍看，歐洲的白髮現象是全球最為盛行之地，而歐洲的平均壽命排位靠前。有報導稱因空氣污染使歐洲平均壽命下降一歲，未見有研究認為白髮影響了歐洲人的壽命。但反向的評述也成立，即經濟社會領先全球上百年的歐洲，並未摘取全球平均壽命之冠。不過這種大視野的話語，只能用於不支持簡單得出白髮影響壽

命的結論，不能細究，因為導致平均壽命較高的原因不是三言兩語能說清的。

　　生活好了才容易白髮，越是經濟發達地區，白髮現象會越來越早發、高發，而同時其平均壽命也是呈增長態勢，但這並不排除另一重要命題的成立，即隨著社會經濟的發展生活越來越好時，若仍然能做到對白髮的抑制，是會使人們活得更健康長壽的。不管如何，導致過度白髮的飲食，不符合人類身體自然的承受力，與我們的動物學食性有較大背離。

　　適度白髮不怎麼影響健康和長壽的例證是日本。日本社會從視頻偵察看，其中年以上者頭髮花白現象要強於我國，然而日本卻位居全球平均壽命第一。至於，日本社會中年人白髮早發現象形成的原因，筆者認為主要原因應一是他們的飲食量普遍較少，二是日本男性低度酒喝得太多，主食的攝入量也相對少一些，這樣維持黑髮所需的黑色素也就容易早一些短缺。髮色有霜與長壽相伴隨，這也是讓人感歎的現象。

七、黑髮與健康的關係

　　在談了白髮與健康的關係後，也得說說黑髮與健康的關係。其實，這個話題原本不是個問題，專題評說有些牽強，只是本書既然談了白髮，似乎也該說上幾句。

　　置評黑白髮，不能光是盯著白髮與健康之間的關係，難道黑髮就一定健康了嗎？這樣的問話本身就不妥，評議飲食與健康時原本議論的是風險高低的事，不能用「一定」去追問。黑髮只是健康的一個好要件，不是充分條件。基於本書的理論，白髮是飲食中沒有攝入足夠維持黑髮的黑色素食材所致，滿黑或大部黑髮則是「黑食」足量攝入或「黑食」缺口不大，而僅憑「黑食」的足量或缺口不大

就認為能保障健康當然太偏頗了。個體的飲食中有了足量的「黑食」攝入致頭髮較黑的同時，可以再有超量的酒肉等高營養物攝入，同樣會出現富營養狀態而危及健康。滿黑頭髮意味著高概率的健康和長壽，那是指體重指數（偏低區值）合適，體檢各指標無異常的黑髮者。也就是說，只有控制住了肉類、酒、糖等高營養物攝入量以及低鹽飲食的黑髮者才是更健康長壽的，不要有頭髮黑了，健康出問題可能性低的認知。

　　之前社會，我國沒有白髮早發、多發現象，也即人們頭上是黑髮為主流的，而這個黑髮作為廣泛常態的社會中，該有啥病還是有，所以，不能泛泛地認為黑髮是指向健康的。黑髮可以與高鹽飲食的高血壓並存；黑髮可以與高脂血症並存；黑髮可以與其他許多常見病相容，不能專論白髮風險了而誇大黑髮的健康指向。但當對黑髮者與白髮者作健康比較評述時，黑髮無疑屬健康的正能量，要比白髮多了一個加分項，在保障走向健康長壽時會比白髮者稍具優勢。

八、染髮可能致癌的說法不可信

　　假作真時真也假。染髮劑的最偉大功效是，讓人們忘了年齡。在把黑髮作為年輕標誌的社會裡，即使是染成的黑髮，也讓人們有著一份好心情。因此，染髮者也就罔顧染髮的或然性危害而堅持染髮。

　　處理白髮最有效的辦法當然是染髮了。可無論怎麼新理念的染髮劑，裡面都少不了化學成分對苯二胺，少了它，頭髮既著不了色，也著不牢色，而這對苯二胺又幾乎被公認為致癌的危險物質。有報導認為，一年染髮四次是安全的。可一次染髮也就維持個把月能大致不露白，這可難死人。為了使頭髮顏色發黑，而把自己置於高風險境地，那是不划算的。

現代染髮擾亂了現象與本質之間的關係考察。古代基本不存在染髮的事，對好琢磨事，探源釋疑者，便於開展比較研究。而現代社會，真假黑髮混雜，讓研究者犯難，染髮者自身也因染髮處於自欺欺人心態，罔顧白髮背後飲食上可能的缺陷，使白髮失去了對健康的警示作用。

醫學界談到了染髮的危害，但並沒有搞清楚危害的機理，而泛泛地呼籲危害，並不能撼動染髮族的決心。這個那個致癌的說法多了，說多了也就麻痺了。確實有的染髮者是得癌了，但更多的人沒有得癌。不重視染髮危害的人，最通常的念頭是，頭髮是不斷生長的，附著在髮絲上的染髮劑成分不會沿著頭髮滲入頭皮內作怪，這種理解有其合理性。但如果醫界呼籲的染髮易致癌，確實到了人們需重視的發生率的話，則還應強調其致癌的影響途徑，不給人們以遁避的理由。如果把我們的頭髮當作一片森林，染髮猶如在每棵樹上塗上了化學製劑，哪怕這製劑乾了，也會緩釋出有害成分，使得森林的近地層始終被毒霧所氤氳，頭皮的代謝環境受到影響，久而久之產生危害。

不過，說實話，可別以為作者贊同染髮致癌的說法，順勢說了上面那些文字，目的是強調謀求頭髮的自然黑。筆者認為，經常染髮有致癌風險的的說法不科學，一是引發癌症的終極原因是營養過度，渲染外部刺激會致癌的說法，有違癌症發生原理；二是一些人想得並沒錯，頭髮的生長規律是長出不管，即頭髮不參與身體的代謝迴圈，這意味著附著於頭髮上的微量化學物質是很難逆向進入頭皮內的，也無法參與致癌作案。但要說染髮劑會刺激頭皮有些人可能會產生不適是可以的。一些研究者得出的經常染髮存在致癌風險的結論，未必是染髮劑會致癌，而是白髮者中的「高營養白」本身的患癌風險較高，染髮不過是關聯的表像。從本書的理論審視白髮較重者，其中許多是吃得太好所致，導致白髮的許多食材，一旦攝

入過多時，產生白髮和致癌原是一因多果的，也即基於髮色變化原理，部分白髮早發、多發者原本就是因為高營養之物長期攝入過多導致，而這樣的人群恰恰是癌症高風險人群。而那些主要因水果、葉菜等植物性致白食材攝入過多而致的白髮者，則正常染髮不會由此提高患癌風險。

醫學界關於癌症發生機理至今沒有搞明白，使得各種致癌理論氾濫於社會，反正無法反駁也無法證實。說實話，本書作者不僅反對染髮致癌理論，也反對吃發黴食材（黃麴黴素）容易致癌的說法，以及種種捕風捉影的致癌理論。在筆者看來，大多所謂致癌物都經不起思辨和考證，癌症的最主要成因就是作者在《深度減肥》中已有表述的過度營養問題，身體不處於富營養狀態（可分營養總量富餘和營養結構性富餘），不會隨意得癌。

癌變機理較為複雜，這裡不過多置評，僅就經常染髮者關心的染髮會否致癌問題，談一下筆者的見識。

九、胖瘦與黑白髮的關係

肥胖征與白髮的普及可謂是當前社會的流行新現象，兩者在出現的時間上具有重合性，也都與經濟發展後物質豐盛隨之帶來的飲食變遷重要相關，胖瘦與黑白髮之間有無關聯自然也會閃現於我們心頭。總的來說，胖瘦與黑白髮之間關聯不是太明顯。

白髮早發現象在成人間無論男女，胖瘦，年齡大小等都可以有。白髮早發、多發現象似乎體形偏瘦的要多些。決定髮色走向的最主要因素是飲食，而從飲食中獲取黑色素多少自然與飲食量相關。瘦者吃得少，雖然瘦者通常不會高糖、高蛋白飲食（否則就不會有長期的好身材），但與體量對應的較少食物中的主食量也容易少，所以從理論上講瘦者的護黑難度要大些。胖者吃得多，一般講其飲食

中主食量會多一些，飲食中獲得的黑色素多些，反而比吃得少的瘦者更能護住黑髮。體重和食量存在指數化關係，通俗解釋就是體重增加三分之一時，食量會增加大約一倍，也即肥胖者的飲食比要大於瘦者的飲食比，或者說胖瘦兩者間的食量之比要大於兩者間的體重之比。

　　以上僅從理論角度分析胖瘦對黑白髮的影響，現實中，只要飲食上主食量占比大，無論胖瘦，不論什麼年齡，都可以滿頭黑髮。反之，則白髮侵襲不分胖瘦，也會覆蓋幾乎全年齡段。

　　肥胖與黑白髮間關聯性較低，但部分肥胖者實施減肥，通常會有黑髮的附帶效果，因為酒肉胖和水果胖者在減肥時，必須減少攝入酒肉、糖、水果等，而這實際是減少了致白性食材的攝入，有利黑髮。

十、摟草打兔治脫髮

　　朋友們知道筆者在琢磨治理白髮問題，會有人問我對脫髮的防治問題。初聞此問時，我直覺地回答說這個沒琢磨，可經人提醒回頭一想，其實自己之前一直是存在脫髮問題的，只是著重於關注減肥和白髮治理而忽略了隨之已然發生改變的脫髮現象。

　　筆者的脫髮現象年齡越過半百那幾年最甚，頭頂的髮旋處已露茶杯蓋大小稀薄地帶。髮稀之前每去理髮，理髮師總要用刪髮剪刪去一些頭髮，後來去理髮時，漸漸地理髮師剪髮時不再用刪髮剪了，對此曾問過理髮師，為何不用刪髮剪了，理髮師笑答，頭頂樹木已稀，不能刪了。此話聽了難免讓人有點惆悵，但也無奈，認為是身體不可逆轉的自然衰退使然。然而，隨著之後自己把體重從重度肥胖壓回到標準體重，飲食上嚴控肉、糖等攝入，以及堅持吃食「黑四樣」二三年後，頭髮不再油乎乎了，之前每洗頭得掉個十數根頭髮，隨後洗頭時掉下沉積在水漏網裡的頭髮已很少見，去理髮，理

髮師剪髮時又開始用刪髮剪了，頭頂髮旋處又見草木繁茂，不知不覺間脫髮現象已遏止了。有意思，這著實讓人高興，摟草打兔子，減肥、治白髮，無意中把脫髮問題也給解決了。

此事值得總結一番：自己之前屬油性髮質，兩天不洗頭，就手捋一手油，頭皮癢癢，所犯的脫髮醫學上界定為脂溢性脫髮。流行的所謂油性頭髮之說讓人一直以為是遺傳所致的生理特點，實際概與飲食不忌，過多攝入肉類、糖類及高油之物等重要相關。頭頂部皮層原本不是產油之地，油脂、高糖吃得過多了，也就使它排油了。自己為了體重控制嚴格限制了肉食和糖等的攝入，攝入體內能演變為油脂的基礎原材料就少了，頭皮自然就不再怎麼排油，而頭部皮層排油少了，毛囊不會被油脂浸潤受損，掉髮就不易發生。

一些常埋怨自己頭髮掉得厲害的女性，多為留長髮者，而頭髮越長，對毛囊的拉扯力度也比短髮者大，容易在洗頭時搞斷頭髮。判斷自身是否有了討厭的掉頭髮，首先要考慮是否物理性原因所致，如果所掉頭髮上沒有毛囊殘餘，那就是斷髮而非掉髮。二是，頭髮原本有掉[9]也有長，要是頭髮總量沒啥變化時就別老盯著那掉下來的頭髮。三是當能確認是頭髮掉得厲害，頭髮明顯變稀了，就要著手調整飲食，少吃些含糖量高的食物，控制肉類及高油性植食攝入。

醫界以及生產洗髮液的廠家，根據頭髮出油情況，把髮質分為油性、中性、乾性，人們也習慣於按此對號入座，相應進行護理和買不同洗髮液。其實這種對所謂髮質進行描述而不追究由來的分類，是不負責任的表現，它讓人誤以為自己的髮質是天生的，只能適應。其實根本不是那麼回事，頭髮出油多是飲食中高油脂食物占比過大所致。人體代謝不會無緣無故某人頭髮容易出油，所吃食物構成中油脂少的話，人的身體是加工不出過多油來的。人的頭髮在合理飲

---

9 醫學界有研究認為每日掉頭髮不超過 50 根屬於正常，這個掉髮數字是很難被人接受，每日掉個 10 來根人們一般就急了。

食下，到老也不應稀疏甚至髮禿。所謂禿髮由遺傳所致，是不當認知，也有推卸自身守護責任之嫌。父親禿你也禿，是因為父子倆承接無改的飲食結構。頭髮出油過多或過少，根源在於我們的飲食結構。醫界在談及生活病時，也會講飲食原因，但通常只是提一下與飲食相關，不具體說如何吃可以避免得病，而是大談治療與就醫，這不知耽誤了多少人的健康。

男性脫髮者多為脂溢性脫髮，其名稱本身就表示脫髮緣由是脂溢所致，關鍵是為何會脂溢。其實，還是代謝病，大都與肉類攝入過多有關，含油量高的植物食材攝入過多時也會導致頭髮稀疏，整治上，必須在有變稀跡象時就動手，演變至髮頂平滑光亮毛囊全萎縮掉時就不可逆了。脂溢性禿髮從頭頂部開始，因為那是一片緩坡，不利於排油澇，皮層積聚的油脂長期反浸毛囊，致萎縮凋零。而頭部四周是陡坡，聚積於頭皮的油脂少，難以作案。

從筆者的觀察看，中年寺廟高層僧人的髮稀現象較多，估計與植物油和高油脂植物食材攝入過多有關。一些植物性食材的含油量高得嚇人，最厲害的就是堅果。花生米含油量50.9％，核桃仁63.7％，葵花籽47.1％，開心果51.3％，夏威夷果78.2％。堅果的含油量平均達50％，吃個50克堅果，實際就是喝了半兩油。飲食結構需保持一個度，糧食類吃少了會導致白髮，但過多吃食高含油植物籽實又會帶來頭油增加或致頭髮稀疏。黑芝麻、豆製品都是是黑髮良材，少吃的可增加點，但過多吃食時應注意其高油脂會造成的副作用。

同為油脂，動物油脂比植物油脂能效要高，過多攝入時對頭髮的破壞力要強些。植物油脂攝入過多時會致髮稀，而動物油脂攝入過多時會致髮禿，當然，實際中多為共同發力。這是筆者的分析結論，也經得起實證。對有脂溢性脫髮現象者而言，平時用去油洗髮液自然也是一策，但應認識到勤洗頭治標不治本，整改飲食結構才

是源頭治理。具體操作上，酌量減少高油脂食材，直至頭髮不怎麼出油了就是。

十一、「黑四味」食略——說說黑四味吃法

　　制首烏、黑芝麻、核桃仁、黑豆，本書所稱「黑四味「，是一個民間廣泛流行的改善白髮的用料組合。分而言之，四味中無論那樣食材，單獨食用，其實都具有黑髮效果，但看似混搭的組合，其聯合運用有著深層的配伍合理性含義。有人聽說治白黑四味時，一看芝麻、核桃仁、黑豆就樂，這不都是挺好吃的東西嗎，於是，就選擇吃後三樣或其中某項好吃的加吃。從黑髮效果看，這麼做，黑髮的目的是可以達到，但芝麻、核桃仁、黑豆黑髮效果沒有何首烏功效強，達到黑髮所需的吃食量會大一些，加之其含油量較高，於是，頭髮黑了，頭油多的麻煩可能來了。

　　既要黑髮，又不能同時有過多的頭油出現，那就是加吃黑四味時，制首烏粉的量要有核心占比，不少於 50％。黑四味裡就數制首烏的含油量最低，既黑髮功效強，又不用擔心頭髮出油。見此議，也許有人會說，那乾脆就吃制首烏粉一味不就得了？是，誰要會這麼吃，當然可以，問題是這放在方劑首要位置的制首烏粉是黑四味裡最不上口或最像「藥」的東西，光吃它一樣，人們不太容易接受，添些也有黑髮效果的芝麻、核桃仁、黑豆等一起用蜂蜜調製著吃，是讓「藥」變身為「美食」，讓白髮者吃也樂、黑更樂。

　　在具體吃食黑四味的量上，一是要視白髮程度考慮吃多少；二是要注意到黑四味加蜜調製的糊糊，有著很高的營養功效，應納入到飲食總量管理中，避免頭髮治黑了，體重增加好多斤。

　　本書呼籲強調增加主食比例，其間一個重要的原因是，主食食材裡的含油量是相對較低的，經由提高主食比例改善髮色，不會帶

來油多的副作用。

十二、父母老了、太辛苦了、頭髮都白了 ，這話並不妥當

　　父母老了，頭髮都白了，或父母太辛苦了，頭髮都白了，這是生活中很常見的說法，話語體現著子女對父母的關愛，頗具孝心。但這樣的話其實是不科學的，上歲數和辛苦並不是導致白髮過多的原因，相互間沒有必然關聯。若上歲數和辛苦會導致頭髮過白，難不成那些七八十歲頭髮仍黑的父母就不老或過得很滋潤了。通常面對這樣的反詰，人們會說那是另一回事，那些老了頭髮也不白的人是遺傳基因特殊。殊不知這樣已陷入了所謂雙重標準之中，同等條件下，白髮的一種歸因，黑髮的又另一種歸因，橫豎你有理。這雙重標準可是國際外交爭鬥中我們經常據此抨擊超級大國的。指出白髮與上歲數和辛苦不能劃等號不是與人抬槓，科學是不應該存在雙重標準的，白髮的早發和多發，只和飲食結構相關，父母上歲數是事實，心疼父母太辛苦也值得讚賞，但父母那來得早了點、多了點的白髮，其實是飲食中「好」東西太多了點所致。不妨用本書的理論視之並調侃，「看來父母日子過得還可以，把頭髮都整白啦！」人的心理年齡也就在 25 歲左右就停止了，多數父母日常並不會感覺自己老了，子女大可不必用錯誤的白髮歸因去提醒父母老了。

　　如果按傳統的說法，白髮的增多，確實與勞累與操心較多相關的話，那就意味著勞累與操心會傷及毛髮的色彩，及進一步可推論出勞累與勞心耗掉了一些與黑髮相關的東西，這表明了白髮是某種損耗的標誌，自然也可與衰退扯上些關係。而這顯然說不通。

　　對白髮的錯誤歸因影響實在十分廣泛和深遠，視白髮為辛苦和衰老的標誌，既不科學，也不利於個體的心理健康。

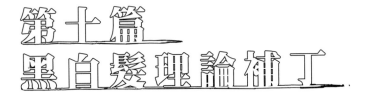

第十篇
黑白髮理論補工

　　本書撰寫時，筆者試圖去查找關於人的食性方面研究的相關資料時，卻發現出奇的少。現在的電視節目裡研究動植物的好片子很多，但幾乎看不見像研究動植物那樣去研究人的。有時會有少量研究人類孕育過程及小孩子的，但對成人的生活習性、細節等，鮮見有節目出現，似乎我們已對人類自身琢磨得很透了，其實不是的。都說人口大爆炸的結果是把地球上的一切改造成了以人為中心，可處於中心的人卻沒有食性方面的研究，這有點應了中國的古話「燈下黑」。全球社會急需補課，為健康長壽計，先得把人類自身的行為研究透，尤其不能忘了人的動物性。許多國際國內社會問題的背後深層動因，往往也是那個我們有意無意要避諱的人類骨子裡的動物性。

一、做人要自信但更要相信他人

　　談論人生時通常人們很強調自信的重要價值，其實支撐我們正常生活最基礎的是相信他人，包括相信先人。如整個道路交通系統的穩健運行是建立在每個交通參與者的理性和行為正常基礎上的，個體如不信他人會按正常邏輯出牌，那就無法開車上路。如若想對先人留下的某道名菜配伍再添點什麼加以改良，最好先考慮一下你擬添加的食材，該名菜的流行地之前是否有此物，如早年就有的食材，基本不用去嘗試，因為你要相信早就有先人去試過了，效果好的話名菜配伍裡就會有。當然哪些事要自信，哪些事要信他人，還得看具體事情。

　　筆者之前因不知黑髮原理，為求「黑四樣」效果，還往裡添加了適量的花粉，考慮的是花粉成分介紹挺邪乎的，沒准會有助於頭髮轉黑。其實凡治理點啥，這種自己瞎添品種的治療法，最為醫家所忌諱，病沒好就怪醫者本領不行，病治好了就說是自己自創加味

的功勞。這種現象在醫院用藥治病上也普遍存在，且是造成中西醫壁壘的重要原因。患者通常奉行能有助治好病的原則，而醫者還提防別落個橫豎沒功勞的結果。當然自己調理毛病倒也沒那些顧忌，主要是瞎蒙著添味治理，不求有功，但求無過。可當多年後的某日看電視節目，見裡面提到花粉是蜜蜂採集自有花植物雄性中雄性生殖細胞時，不免悚然一驚。花粉既來自雄性生殖細胞，內含植物雄激素那是肯定的了，而白髮需要的是植物雌激素，那服用花粉對謀求黑髮則不僅沒有功反而有過了，於是，不得不承認自己添加花粉屬於添亂行為，屬於有自信而不信他人了，一咬牙把還餘下的大半瓶花粉扔進垃圾桶裡。好在參看花粉推薦服用量是每天 10 ～ 15 克，自己所添實際攤到每日服用量上連 1 克也不到，想必反作用極為有限，否則既治不了白髮，也可能不會有整個黑白髮理論的總結。

二、街頭民工的飯盒

　　城市道路整修的施工活，這些年大都由農民工包攬，隨著用工市場的變遷，參與施工的民工年齡逐年提高，現在已多見五十歲左右的民工了。之所以提及年齡，是因為談及頭髮黑白的問題，不能拿年輕人說事，五十來歲民工的頭髮顏色與市民有可比性。吃苦耐勞的民工，隨遇而安，幹活到了飯點，也就在道路施工地邊蹲著用餐，有心人路遇時不妨關注一下民工的用餐和髮色、年齡。

　　北京街頭民工的便餐，常見兩個大饅頭，端一碗通常為蘿蔔、土豆、白菜做的菜，裡面很少可見有肉片，這在現代城市居民眼裡是吃得差的典型現象，殊不知這卻是地道的「黑髮餐食」。相應地，街頭老民工的髮色，能見著少數輕度花白的，很難見到全白的。

　　拿街頭民工飲食與髮色說事，只有一定的參考價值，民工的飲食偏離度會小於同齡的白領人，黑髮程度自然也高。但這年頭出來

混的，就是民工通常也守不住全黑髮的飲食，會比留在農村務農的同齡人白髮多些。

三、富貴白頭平民黑

　　20 世紀 80 年代初，羅中立的油畫《父親》在當時的中國畫壇影響甚巨。作品刻畫的中國農民形象，打動了無數中國人的心。畫作採用照相寫實主義手法畫了一位人們再熟悉不過的老年農民形象。老人黝黑，乾瘦的臉上佈滿了象溝壑又如車轍似的皺紋，深陷的眼睛露出了悽楚、迷茫又帶著懇切的目光，像是在緬懷過去，又像是在期待未來。這裡提及此畫，是談畫作的認知背景，即羅氏刻畫農民形象並沒有借用頭髮白來渲染，羅氏有農村生活經驗，知道那個年代的農村，白髮並不是年齡的典型標誌，許多農民要到年很長，才會稍有白髮。而現在一些其他反映城市生活的作品，則通常會用白髮去渲染上歲數的人物，因為城市人的生活，一般吃得比農村人好，年長時頭髮易白一些，可以用白髮渲染。背後就是飲食生活差異的原因。

　　人老了，就會有白髮出現，這不讓人奇怪，引起迷惑的不是有了白髮，而是白髮來得太早或太多。解釋白髮發生遲早和數量差異的最常見理由是個體代謝差異。筆者認為，個體間代謝差異不會對髮色起決定性作用，起決定作用的主要還是飲食。就是老年人的適度白髮，還是脫不掉人的干係。

　　越是簡樸的生活，其飲食中黑色素的含量越高；越是講究的生活、吃得好的生活頭髮往往白得越快。從黑白髮的角度審視我們的餐飲生活，會得出一個非常有趣的結論，我們費盡心思忙忙碌碌去烹製花樣繁多口味多變的菜肴，而實際決定髮色權重最大的卻是那碗最不起眼的米飯和那個簡樸無華的饅頭。越有條件吃得「好」髮

色越容易白。

　　饅頭花卷就著小蝶鹹菜對付一頓，日子確實簡單，但這頓吃的基本全是「黑食」。一碗米飯，一塊鹹帶魚就搞定，日子簡單而痛快，其所食黑食要占九成多。泡碗速食麵對付一頓，是許多無暇講究飲食者經常會有的餐食，而泡面裡黑食也要占到九成。而這樣的吃法，在之前所謂的貧民中甚是普遍，也造就了普通百姓髮色主黑。

　　年齡不大，頭髮花白，說是家人都這樣，屬遺傳性家族頭髮早白，那就得考慮飲食上的不當頑固傳承是哪些，為啥導致一窩子上下左右都鬧白。不要輕易往基因變異上歸因，那是極小概率事件。

　　有一家境普通的 19 歲女孩，被招免學費學習雜技，其母隨同照顧女兒的生活起居。母親 40 多歲，頭髮烏黑正常，而女兒卻現白髮了，看之讓人奇怪，母髮黑女兒髮有白，做娘的茫然，怎麼遺傳的？為什麼這樣？看看母親所為，自己捨不得吃好的，米飯饅頭一點菜，簡單對付，頭髮自然不變異，而對學雜技體能支出極大的女兒，則天天肉魚不斷，水果牛奶伺候，盡是些缺乏黑色素的高營養食物，這樣用不了年把時間，那女兒也就有白頭髮了。這做媽的愛女心切，無奈社會沒有黑白髮的科普知識。

四、觀髮論飲食——有科學味的「相術」

　　有一則國外的故事，說的是西方一所大學的動物學教授，某日其所帶的學生突發奇想，想用動物嚇唬一下老師。一天晚上，老師在實驗室裡燈下看書，學生用準備好的道具把自己扮成非常兇猛的野獸，模仿著猛獸的腳步聲，進門往老師身後靠近，不料老師聽到腳步聲後，只側身往後面瞭了一眼，又回過身子看書了，泰然處之、不為所嚇。學生很失望，也一臉狐疑，大晚上的猛獸來襲，竟然絲毫不懼，哪來如此強大的心理素質？問向老師求解。老師笑道，我

用眼一瞟來物足部，見是偶蹄目動物，吃草不吃人的，怕啥？學生聽了甚為赧然，學動物學的怎麼沒注意把足部扮成食肉獸了，真是師門獻醜。動物學家從動物足部特徵能看出是食肉動物還是食草動物。

我國西南某地一山區農民，進山時看見一頭像熊的黑毛幼崽獨自在窩邊待著，久侯不見母熊蹤跡，斷定小熊已成孤崽，遂抱回家中先養起來，然不知小傢伙是什麼熊，也不知它喜歡吃啥東西，拿家裡的火腿腸、牛奶餵之，小熊皆不吃，直到做了玉米糊糊試餵，小熊吃得歡。後報當地林業部門來人領走小熊，才知這是亞洲黑熊，屬國家二級保護動物。其實，當我們搞清楚動物飲食與毛色之間的關聯性後，是可以從動物毛色去判斷其食性的。哺乳動物凡毛髮黑色為主的，用根莖塊、糧食餵之錯不了，彩色或花色間雜的可用肉食餵之，這是髮色理論的反向運用。禽鳥類通體毛色雪白的，概以魚蟲為主食，雜色或間有黑色羽毛的則會吃糧食和水生植物根莖等。

飲食——髮色理論用於人身上時，當某天餐廳請人吃飯，想投其所好又不知來客食性，就可看髮色推知其飲食取向。若客人滿頭白髮或白髮較多，就可多點幾道肉食，也要上果盤，這麼做大致不會錯；若客人頭髮滿黑（排除染髮所致）或黑髮為主的，則少上些肉菜，主食別忘了點，這麼做合客人食性的概率很大。讀者如對此等假設推論存疑，可於日常生活中留意試測之。

人們臉上不寫著自己喜歡吃啥，但髮色會暴露他的食性，反過來也一樣，若知其飲食習慣，就可推知其髮色。筆者某次在超市理髮室理髮，邊上坐下一老哥們理髮，聽理髮師與老者搭言，感歎老者一次買了三瓶白酒，問其是否每天得喝個二三兩，老者回說沒那麼多，也就喝個半兩，且不是每天喝，屬於瞎喝著玩的那類人。我一聽心裡就斷定此老兄髮色定然主黑，理完站起，特意轉頭驗視之，果然黑。筆者此斷推理過程：老者少喝酒，概凡酒不貪者，肉食也

不會太多，肉食不多，主食當不少，餘下的水果、奶什麼的，男性長者，通常都少吃喝，故筆者聽聲辨髮色猜中率是很高的。老同志多買了幾瓶白酒，是那幾日超市酒類促銷，有些白酒價格不到平時售價三成之故。

五、盛世少虛症——中醫當多用御醫之策

　　全民營養過剩大背景下，人們罹患中醫傳統上所謂虛症的可能性已經很低，城市居民尤其如此。當多數疾病是吃出來的情形下，中醫治病要與時俱進調校方向，應參考先前無需重視的古代宮廷御醫的用藥方略，多用用大黃之類的拉肚子藥，倒是方向對頭些。眼下中國不少人平時的飲食不見得比古代宮廷皇族吃得差。說句要發揮中醫藥對人體代謝的「合理破壞」作用，並不為過。西醫西藥在治理許多代謝病方面，其實就是搞破壞，只是美其名曰抑制某些功能而已，但西藥搞起破壞來，副作用往往較大，容易傷及其他臟器官的功能，如治療高血壓的西藥都列有一系列副作用的交代就是例證。而中醫藥在搞破壞方面，其辨證施治、用藥合理配伍的講究，在調控副作用上要遠強於西醫西藥。

　　把白髮歸因於腎虛，在中醫理論上看倒是中規中矩，傳統中醫認為腎主髮，頭髮白了疑為腎氣虛，當補腎。又中醫上也確實把黑色的東西歸屬腎，黑色的藥材大都能補腎，也就可以使髮色由白變黑。問題是現代人的白髮現象並不表示腎虛，實際啥也不虛，用藥更是補不得。就算承認補腎法治白髮是歪打正著，該法主打的滋補類根莖塊如熟地等確實是有黑髮功效的，但採取煎服的方法沒用，要把方內之藥全磨粉做成水丸，每天吃個上百粒，堅持吃幾年，倒是應該有效。一個大致成立的結論是，水丸中成藥幾可說全是黑髮良藥。

六、毛髮生長規律是黑白髮理論的重要基點

當我們主審髮事，盯著頭部鬚髮琢磨時，只是在聚焦門面活，太受審美需求影響了。其實，從裸體人去談整體毛髮才是完整的研究視野。從是否限制性生長的角度看，人類的毛髮是個較為複雜的現象，既有一生非限制性生長，即自出生到死一直都在不斷生長的，如鬍子、頭髮。又有前期是限制性生長，後期則演變為非限制性生長的，如眉毛、鼻毛、腋毛、臂毛、腿毛、陰毛等，這些部位的毛中年以前是基本保持一定長度不變的，在中年後通常會變得緩慢生長。當然，個體間的毛髮既有數量上的差異，又有生長態勢的差異，有的髮量多，有的髮量少，有的毛髮長得快一些，有的慢一些，有的到老體毛仍維持限制性生長。

通常認為皮膚也需要黑色素，筆者認為至多在體毛毛囊周邊存在影響膚色的黑色素。科學界對黑色素的研究欠缺，目前尚無法確知我們皮膚裡究竟是否有與維持黑髮性質相同的黑色素。筆者認為，從治療「白癜風」的見效食材南瓜、番茄等暖色蔬果看，維持亞裔人膚色需要的皮膚色素，應是暖色色素為主，而非黑髮的黑色素。白癜風與黑髮齊聚現象，應該也表明，皮膚缺的色素並非黑色素。

人類毛髮的生長特點，決定了人類要維持黑髮，需要持續不斷地有黑色素供應。一旦供應出現缺口或差異，則個體，人際間、種族間會有氣象萬千的變化。而影響黑色素缺口和攝入差異的最主要因素就是我們的主食，黑白髮的理論基點就是從主食攝入情況看黑白髮的變化。

七、動物毛色巡查

我們在看待動物的毛髮色彩時，通常以為那是固有的基因特色，實際其毛髮顏色的終極由來是動物的食譜。該理論對人工餵養動物

有著重要意義，即如我們迫於食備條件限制或不經意間改變了動物固有食譜的話，那麼餵養時間長了，會導致其毛髮顏色的改變。這種情況若發生在動物園川金絲猴那樣奇異而漂亮的生靈上，則其金絲的成色會退減，儘管界定金絲猴以鼻子特徵為准，但若那一身漂亮的毛髮變了，那是很難接受的。

　　有細心的愛狗女士發現，餵食較多肉製品時，家中黑毛的泰迪狗掉色。另一個方向改變動物食譜是導致增色，人們為了經濟利益在食草動物食物裡添加骨粉什麼的，而添加骨粉這樣的動物自然食譜裡原本沒有的東西，會有深色色素參與毛色混成，使毛色異常鮮豔。在考察一些飼養動物，如果發現毛色異常與理論檢視有出入時，應考慮人類食物干預的因素。

　　黑色毛髮不僅生長緩慢些，在每年要換毛的某些哺乳動物身上，那些黑色毛髮會多年巋然屹立，不予更換。如平原的黑鬃馬，其鬃毛不每年換，其餘體毛則每年會換毛。平原黑鬃馬其吃的牧草中黑色素含量少，積累起能夠維持鬃毛黑色是不容易的事，不能隨意換之。用帶點調侃的話評說，那是換不起。平原牧草中的根莖和草籽是有一定黑色素含量的，可以有黑鬃。

　　動物的皮毛顏色是由食譜決定的，只要食譜構成不變，則皮毛顏色也基本不會變。如若食物構成變了，則動物毛色會變，但多數動物這種變色是體現在所謂掉色，不是改變基礎顏色，因為對大部分動物而言，改變的食物往往占比較小。要表現在某一動物因食譜變化而改變其動物學毛色，那是通常要動物世代間成百上千乃至上萬年才會完成的。少數動物在其一生中會因食物變化較大而變換毛色，如那些被我們誤認為有應變保護毛色的動物。人類是動物大家族裡的一員，而且也是生命期內會隨食物構成變化，改變髮色的一族。通常講，既然人類生命期內髮色會因食而變的話，其他靈長類動物也應該如此，問題是自然界中的動物通常是不會產生食譜大變

臉的，它們沒有那個能力，即使被人類豢養，人類也是會根據其食性餵養，因而也就很少看見動物毛色巨變現象。而人類因為其出類拔萃的智商和能力，食物的多樣化遠非動物可比，毛髮也就多變。

陸棲純肉食動物是不會有黑色主調毛髮顏色的，因為作為食物鏈上被吃的動物肉中黑色素有限，無以成就吃食者的全黑色毛髮。黑貓可以有，貓與虎雖同為貓科動物，但貓的食譜中有糧食。

黑猩猩和西非低地大猩猩是人類近親中毛髮最黑的，為什麼他們就那麼黑？以低地大猩猩為例看，其日常食譜中包含植物果實和植物根莖塊，這些都是黑色素含量較高的食材。雄性大猩猩每天要吃掉 25 公斤植物，而成年雄性大猩猩的體重為 120 公斤左右，不到普通人的 2 倍，也即，大猩猩對植物內黑色素的獲取量要比人類多出 15 倍左右，所以即使大猩猩的毛髮比人類要多，也能大致維持通體黑毛。

純樹棲以樹葉和水果為生的靈長類也是不會有毛髮通黑的，如有例外則必定有特殊的食譜。猴科動物中少見毛色通黑的，但黑葉猴是其中另類的典型代表之一，全身大部黑色有光澤，手足也為黑色，只在耳基至兩頰有白毛。黑葉猴是比較典型的東南亞熱帶和南亞熱帶的樹棲葉猴，怎麼一身黑毛呢？當筆者忐忑不安地進行百度搜索，見動物學者對其食性的描述時，才鬆了一口氣。請看其食性：以果實、種子、嫩芽和葉柄為主要食物，也吃鮮枝嫩葉、花苞、竹筍、小鳥及昆蟲，食物可達 80 餘種。棲息生境海拔偏高但不及 1200 米。黑葉猴的歸類為樹棲動物，從食譜看不過是在樹上睡覺而已，其實是樹息雜食動物，本書關於支撐動物毛髮黑色的諸元，其完整具備。當我們從電視裡看見黑葉猴潛入莊稼地偷挖地瓜吃時，也可感悟其毛色由來。其他猴子一般偷搶水果吃。幸虧動物研究者對黑葉猴食性的完整描述，否則將給本書理論的普及帶來極大的麻煩。至於黑葉猴幼體金黃色，成體黑色毛髮，說明金黃色是遺傳毛髮顏色，長

大後因食物之故毛色被替換。也大致可以得出，黑葉猴食譜經歷了大改變，且這種改變目前尚未影響到其遺傳基質。

北極狼剛出身時的毛色是褐色或黑色，成年後越來越變成白色毛。同樣可推論，北極狼的動物學本色並不是白的，其很早前應是雜食的，後來才演變成肉食動物的。其他我們能見的動物幼體與成體毛色大相徑庭奇像，也是食物變化所致，並非其毛色形成沒有規律可尋，也不是為了保護幼體安全。

只吃草葉的哺乳動物不會有純黑毛髮，食草動物如果毛色黑黑，則食草的背後定還有不為我們所知的吃法。別看平原上的牛馬羊們在低頭吃草，其實大有講究，那些黑毛較多的食草動物，不僅吃植物葉子，還會較多吃植物莖稈、籽實、根莖等富含黑色素的部分，只是人們沒去仔細觀察而已。處於高原上的食草動物，具有黑色毛髮的比例最高，因為高原的特殊地理環境和植被使它們能獲得更多的黑色素。

特別聲明一下，作為主要釋疑人類髮色的本書，不可能對太多動物髮色一一作答，但作者堅信那些看到的似乎與本書原理不符，給人疑惑的動物皮毛顏色，最終都可在其食物中找到由來，只是許多野生動物我們很難窺其食物全貌而已。

八、黑白髮的界河問題

把黑髮和白髮看作兩個陣營的話，那個產生白髮的分界線是怎樣一個情形，用數字量化描述，即決定髮色變換的黑白食比例究竟是多少。五分位和六分位即黑白食各半或黑食六成基本可以肯定無法維持全黑髮色，應該是在七分位、八分位，抑或再高一點地方。當然，嚴格講，還應考慮黑食的絕對量。

從數位模式看，一方面是飲食比隨著年齡增大呈現下降趨勢，

意味著如果保持的黑食絕對量不變，那麼相應地那些高營養之物就得更少吃些。也即，隨著年齡的增大，要想維持住黑髮，就必須吃得所謂差一點，而這與筆者在《深度減肥》一書裡揭示的健康長壽理論是吻合的。如果想保持黑髮，又不願意降低白食的攝入量，一定要貪圖口福，則體重就不是沿著合適方向緩降，這時人們跨入高壽團隊的可能性就較低。

　　突破界河往白髮方向運行時，尤其當主食比例低於一定分位時，人類的髮色並不按比例著色，即二分位黑白食時髮色並不會保留二成黑髮，可能全白了。現實中滿頭白髮者多少也會吃點主食的，而其髮色滿白。當然黑食少於一定比例，也可能只夠用於黑色素需求少一些的體毛了。

　　黑白髮界河的頭髮生理特徵是，界河往黑髮期的階段，頭髮通常細而長得慢，黑色素收支容易平衡。而在渡過界河產生白髮後，頭髮通常變粗，生長速度加快，黑色素收支呈現赤字。

　　黑白髮的界河能守也易破，越界與否由我們自己掌控。

九、維度黑白髮

　　從控制論看，人類機體上如 DNA、指紋、血型等屬於超穩定狀態，改變它的條件很難出現。身高、骨架等屬於穩定狀態，一生中只會有小度量的改變。而黑髮既不是超穩定狀態也不是穩定狀態，是非穩定狀態或容易失穩的狀態，因為黑髮是與飲食中的黑色素持續供應量密切相關的。個體早期，人類的動物學髮色屬性會有利於黑髮維持，但黑色素攝取量低於維持黑髮所需的臨界需求量時，就會出現失穩，出現白髮。

　　從工程學的維度思考人體代謝的黑白髮加工，製作白髮要比維持生產黑髮要容易，因為生產白髮可謂少了道著色的工序。黑髮維

護上可能存在馬太效應，強時愈強，弱時愈弱，恒定而足量的黑食攝入，髮色恒黑更黑維護輕鬆。不要給身體偷懶的機會，當飲食構成越過了黑白平衡線，會產生加速白化的迴圈效應，及至機體代謝出現怠工，加快白化進程。這種黑色素加工走至懈怠的狀況，也許正可解釋許多老年人滿頭白髮而照樣健康長壽，其時的白髮已不能如實反映出飲食結構有何不妥。

從生態維護的角度看，黑髮屬於好的生態，是生長緩慢些的植被，有理由認為，我們頭頂的黑髮也如高原植被一樣，需要細心守護，一旦被破壞了，恢復起來會比較難。

從農業生產角度看，我們的毛髮猶如自家農田裡長出的莊稼，長得是否讓我們滿意主要看施肥。施肥不當，肥料用得太好太多，莊稼要瘋長會影響結果。出現白髮了，如若歸結為基因不好，那是埋怨自家的田分給你時就是山坡地或鹽鹼地，而實際這田原本沒問題，之前的莊稼也是長得好好的。而且就算是土地變壞了，也可以改回去。

十、別被「藥食同源」搞迷糊

相傳下來用於整治白髮的制首烏、黑芝麻、黑豆、核桃仁這幾樣東西，都是些既是食物又有藥效之物，特別容易讓人想起「藥食同源」理論。

藥食同源是中醫藥上非常經典的理論，該理論認為，許多食物既是食物也是藥物，食物和藥物一樣能夠防治疾病，注重日常生活習慣和飲食的調整也可達到健康養生的目的。但仔細思量該表述文字「藥→食同源」，普通百姓看之，映入眼簾的是藥和食同源，生出之意自然是強調藥即食的一面，有醫者在勸人服藥，讓你不要畏懼吃藥的嫌疑。實際上該理論原意和學者的解釋是強調食物的藥性，

如此，理論表述應是「食→藥同源」方不致誤人。筆者認為，真正應該強調的就應是食的「藥」性，這個「藥」還不應往治病的藥上去理解，而是不可缺的基礎營養物之意，這樣有利於避免飲食上的偏食。

筆者家中有幾罐淮山藥片，說明書上印有清代陳修園《本草經讀》載言，「凡上品之藥，法宜久服，多則終身，少則數年，與五穀之養人相佐，以臻壽考」，其宣傳的就是當長久食之的藥。其實山藥就是食物，早年少見，現在食用已很普及。大凡可終身服用的所謂藥原就是食，桔梗在我國主要當藥用，韓國就把它當食材。再看動物陽具「鞭」，鞭之所在雄激素聚集較多，食用幾乎所有的雄性生殖器官都有一定的壯陽功效，但能「入藥」的鞭就只有少數幾樣，其中以鹿鞭功效最強，虎、獅、豹等鞭都被認為不入藥。而飯店來上一碗紅燒牛鞭，食和藥就不用分了。

藥食同源但不同效。食療對身體的調理具有基礎性的作用，其見效時間則較為漫長。而可以用作藥的食材，就不能見效太慢。即使歸類為「藥」了，也可按見效長短分類。有些只是比食療快些的藥，有些則是見效較快的藥。吃食米麵有保養黑髮的功效，平常的黑髮就是靠他們維護著的，首烏、核桃仁、黑芝麻、黑豆是五穀雜糧中在黑髮上效果更強些，可稱為具有藥的功效。但這裡所謂的藥效只是比米麵之類黑色素含量高一些的意思，若體內黑色素缺口大，而吃食量不足時，自然見效緩慢，而不能責怪「黑四味」作為藥的資格。

藥食同源理論具有高度辯證性，而論事用到辯證法時，切忌辯證完了不給個明確結論，否則看似高深的辯證反會讓人迷糊而不知所從。整治白髮的這幾樣東西確實是既可當藥又可當食，但必須看到，很少有人會把它們當作「飯」來吃，只是作為我們主菜單之外的偶用食材。也即吃「黑食」時更多地是感覺在吃藥，也用對藥

的要求那樣去評價吃食後的效果，如吃了較長時間仍然見效甚慢，就會懷疑這些東西藥效不行。而這種習慣性思維會影響我們的「髮改」。

藥食同源是好理論，但引導調整飲食結構的健康自我管理，並不利於醫者賺錢，好的傳統學說在現實中並未得到發揚光大，總被拐到「藥治」上去。人要吃五穀雜糧為主，主食吃少了，就得找類似的食材加補吃之，當白髮來臨時，又不想太過改變飲食結構而就去吃些「黑四味」，這時若老想著是在吃藥，就會影響吃「黑四味」之類的用量和持久性。當人們需要在飲食中增吃那些也可當藥的「食」時，應強調摒棄藥的概念，就當作基礎食材對待，別去管藥食同源什麼的說法，看中這幾樣東西裡有較高含量黑髮所需的黑色素就是，把它們納入日常飲食的主菜單裡，每天吃一些，這是在補充我們因飲食結構改變而丟失掉的黑色素。只要我們的飲食結構調整不到支援頭髮全黑的飲食上來，則我們的黑色素缺口就每天都存在，如想頭髮不白，就得每天另行補充黑色素。不是去想是否堅持吃點「黑食」，而應考慮每天補充得夠了嗎，還要否再吃得多一點？

必須注意，每提高黑髮糊糊的吃食量，就要在其它髮色致白飲食中減去相同能量的攝入，從含糖食物中減少最妥。

十一、難以改變白髮就改改我們的審美觀

在物質生活不豐盛的社會背景下，過早白髮僅僅會在占比極小的生活富裕群體上出現，但眼下社會物質豐盛度已遠超過往，在我國普通百姓能每日隨意吃食肉魚蛋奶、酒水飲料、水果等會助推白髮的高營養食材的比比皆是，就是城鄉低保戶想吃也沒問題。如是，當人們不注意保持合理飲食結構時，不用說中老年者會白髮早發多發，就連二三十歲的年輕人都會白髮上頭。

　　本書揭示了黑白髮的形成機理，指出是食物結構的比例不當導致了白髮早發、多發。但不得不承認，改變這種「髮展」了的飲食習慣是較為困難的事。生活隨社會變遷，明白了白髮的由來，也只能感歎，人類的白髮加劇趨勢將以不可阻擋之勢蔓延，社會發展到哪兒，那裡的社會白髮率也就上升。還是那個由儉入奢易，由奢入儉難的魔咒問題，過上所謂好日子了，讓其回到與人生全程黑髮對應的飲食綱要上，低糖、少肉、缺酒、短水果等能做到的人實在不會太多。

　　難改頭上髮色，適度改改我們的審美理念也是無可奈何之策。白髮是文明的副產品，也得提高我們的文明審美觀，斷開白髮與衰老聯繫的傳統理念。

十二、小心求證——注意生活模糊管理現象

　　本書揭示了飲食結構與黑白髮的關係，說的都是大家日常生活中事，書中所指理論是否正確，讀者是可以查證的，容不得存在忽悠成分。對於作者來講，去研究日常生活背後的科學問題，又牽涉人的生活理念和習慣，所冒價值審評風險很高。飲食生活方面事誰都有自己的一套，看到本書邊看邊查驗也是正常，但讀者在選樣查驗本書理論時，一定要注意合適的調查方法，避免不當的發問產生事與願違的結果。

　　別看我們天天要吃飯，但要求誰去詳細量化表述每天吃進去的究竟有哪些食材以及多少數量，且是數月乃至更長時間的飲食構成，那是很少有人能記得清楚的。許多習以為常的事物恰恰是我們最易忽視的，熟視無睹也是這一現象的經典說明。所以針對髮色與飲食的身邊調查在效度和信度上容易出現問題。

　　本書所述年過半百仍全黑髮者，其飲食中，主食比例高，平時

較少吃水果、高糖甜品等。但如果查證時直接問人家，你平時很少吃水果的吧，則通常會遭到對方否定，其會說，我喜歡吃水果呀，而且吃不少。合適的查證問話是，一個來月平均計算，攤到每天會吃掉一個網球大小的水果嗎？這時黑髮者想了想後會說：「沒那麼多」。微妙的社會心理原因是，在不適當鼓吹要多吃水果的輿論氛圍中，被問者會有一種承認不吃或少吃水果是生活品質差的象徵，而產生發自內心地的直覺否定。反向類似的現象是，當社會性地不適當視白髮為辛勞標誌時，一些人會不自覺地擴大自己的白髮演變進程。

　　人性中的迷霧有趣而複雜，撥不開這層迷霧，會把一些簡單問題搞複雜。黑白髮問題之前沒有人去全解，也許與這些迷霧有關。

十三、回鄉趣證

　　筆者多年未回浙江老家了，在書稿基本完結的 2019 年仲夏回到鄉下住了一個多月。浙江鄉鎮近些年的變化實在是驚人，乾淨而又美麗。當然，時光如梭，初高中同學以及村裡的髮小如今多已越過花甲奔古稀而去，頭上風雲自是髮色紛紜。朋友相聚時，剛寫完本書的我，自然也就趁機販賣、求證書稿理論，結果倒也頗值一提。作者每解白髮是吃出來的，並宣講哪些食物多吃了會白髮，哪些食材多吃些有助黑髮時，那些頭上白髮較盛的朋友第一反應都不太接受，其最信奉的白髮由來是歸因於遺傳基因或老了自當有白髮。之前醫學對白髮成因一直無解的背景下，村人和朋友不認可自己飲食結構對頭上髮色的責任，我也只能盡理論灌輸之意，自知很難讓人信服。

　　有趣的是，不同朋友圈聚在一起時，總會有幾個老友髮色盡黑無白，他們在聽到我的飲食──髮色理論後，就會給我站臺，坦言

其平時極少吃水果。以至於後來遇見六七十歲髮色全黑村人，我乾脆直問你平時很少吃水果的？最典型的表述是，基本不吃，不用說買水果吃，就是自家地裡種的水果也不吃。

從本書的理論看，髮色變化由「黑食」和「白食」兩個群的多因素合力決定，為何在鄉土人群裡，就變成白髮大致由是否吃水果決定了呢？這讓筆者既開心又鬱悶。開心的是理論得到直接驗證，有些鬱悶的是自己精心構造的黑白髮系統理論，在鄉土社會變成疑似單因素理論了。細思之，其實這應與南方鄉土社會飲食生活的特殊性相關。生活於鄉土的人，崇尚自給自足，那些需要花錢買的如牛奶、糖、菇菌、肉類等髮色致白性食材，相對城市人要吃得少。未成熟的嫩蔬果通常不會採摘吃食，因有浪費之嫌，為此少受速生菜對髮色的影響。對於影響髮色權重較大的酒，回鄉探訪中發現戒酒者的比例甚高。我國南方鄉下徽式建築為主的群居格局，仍保留著守望相助的遺風，人際間生活習慣熟知，見過太多酒喝倒下的人了，防酒之風日益普遍，不像城市單元樓老死不相往來，難以感知周邊人的負面生活案例。鄉下人主食原本吃得多，當酒、肉、糖等吃食有限時，水果對髮色影響權重就變大了。於是，筆者頗為自豪的黑白髮大理論到了鄉下也變得簡單了。

這裡所議鄉聞以男性為主，因為女性髮小大都嫁外村去了，看不見。

當下社會許多醫生動不動勸人要多吃水果，作者驚駭於這些所謂專家難道就想不到多吃水果就是多吃糖這一至簡道理？近日見媒體有要把國民每日糖添加量控制在 25 克的呼聲。果糖也是糖，不談水果只談添加糖，問題抓不全。稍多吃食果糖可以助人肥胖，也助推人們早生白髮。人們對添加糖危害認知有，但對水果的警惕心大多沒有，通常是想吃能吃就吃，那些平時不碰或極少吃水果而年歲大頭髮全黑者，也只是無意插柳柳成行而已。

十四、寫作拾遺

當作者發現黑白髮與飲食的關聯後，曾一度腹誹醫學界為何迄今沒人解析這似乎不太難的結論，但在終於寫完本書時，卻感歎原來黑白髮是個十分複雜和棘手的問題，難怪之前沒人去研究。本書理論求證的過程大有唐僧西天取經不斷路遇妖怪的情形，好在現在社會的網路倒也方便去惡補相關學科的知識，把一些看似離譜的現象最終歸納到大理論之內，所以，也可以說，沒有現代多媒體的高度發展，也就不會有此書。之前社會的知識傳播狀況，單憑個人一己之力，是不可能也不敢去完整探索黑白髮理論的。譬如書中提及的中年寺廟高層僧人髮稀現象，光是這一句話，若採取傳統研究手法，怎麼的要走訪二十來個寺廟，歷時一二年方可歸納言之，但在互聯網發達的今天，搜索佛教界的高層會議，利用電腦的放大鏡功能等，短時間內就會有結論。

筆者寫書時經常想的一個問題，說起來會挺讓讀者見笑，之前寫的減肥問題和本書寫的黑白髮問題，為什麼是自己這樣的業外人士去費勁撰寫，那麼多從事專業研究的人他們為什麼不寫這樣的書？對此，最開始的解釋一是出版費勁，二是大眾科普書不能用於評職稱等，缺乏現實功利效果，但慢慢地明白真正深層次的一個重要原因，那就是身在醫界的專業人士如果按本書這樣的研究方法去研究並得出自然而客觀的結論，那無異於自掘墳墓，砸醫者自己的飯碗。一如作者發現一些小藥或不用藥能治大病事例時會說的玩笑話，醫生不會像我這樣思考及處置疾病，因為那樣做醫生會面臨喝西北風的境遇。那個阻礙專業人士寫此類書的背後原因實際是利益問題，不是寫書人的利益，而是會反叛整個醫學界的利益。

幾乎所有研究醫學現象，如果結論是指向普通百姓經由健康自我管理可以搞定的，則都是有違忽悠你上醫院送錢的行業利益的，

這個醫界專業人士跳不出的局限，從報導的所謂重大醫學發現上經常可以看見。

　　野史傳說，扁鵲有兩個哥哥，醫學見識都比扁鵲要厲害，擅長疾病沒養重時就給處理好了，但他們反而沒什麼名也賺不到錢。古人對醫學社會現象的見識含蓄中顯示了毀譽，讓我們讚歎。由此，筆者也終於明白，自己所寫的書還必須得由業外人去寫，於是也就不再犯疑，老老實實搗鼓下去吧。

後記

本書作者並非從醫人士，更非專事白髮治理的醫者，為什麼會寫及能寫這樣的書，需要解釋一下。一是曾經幾年的醫界經歷使自己對醫學的進展一直比較關注，二是現代多媒體傳播的發展和普及，極大地開闊了我們的視野，使得一些研究發生於人類身上的所謂異常現象，可以不出門而利用電視、手機、電腦等展開研究。當然要關注某個問題，要有理論假設，然後帶著問題去查看各種資信，去審視出現在電視畫面裡全球各地的人以及他們的生活狀況，也可以從鋪天蓋地的動植物節目裡去驗證某種假設。有了飛速發展的媒體傳播，才有新的醫學研究方法。作者只是開了一個新時代新方法的頭，希望有更多非專業的有心人，能加入進來，去協助攻克目前醫學界尚未弄明白發病機理的諸如癌症、糖尿病、阿爾茨海默病以及其他許多代謝疾病等。作者高度懷疑這些疾病都與飲食問題相關，但沒有患者身邊人士的參與，醫學研究將很難對這些疾病展開「流行病學」調查。如果我們坐等醫學專業界的研究結果，等來的多半是讓我們花錢也難以搞定的迷局，很難得到從疾病源頭上防治的要略。

無可否認，黑白髮現象中，可稱為複雜詭異的現象確實存在，這也是許多現象書中解釋起來會那麼囉嗦的原因，更可能是之前社會無人去碰黑白髮課題的根源所在。話難說、理難梳，是作者寫此書的深切感受。作者老本行中感歎的，有見識的好文章，在述評事項時要猶如剝筍子那樣，剝到最後的那疙瘩還要切去根部才是。醫學的社會認識論簡直比哲學要煩人。

本書的結論，人類可以有限度的自然白髮，但無論何種程度的白髮都因飲食主動性選擇而來，需警惕思考飲食選擇的合理性。

之前社會對白髮的研究沒有給出過飲食在白髮上具有如此重大的責任，一些人不過是所謂吃好點，不知不覺間就走向了滿白頭髮，對自身為什麼白髮如是也不知所以然。本書對白髮形成的原理解析，只是一種發現理論的描述，揭露真相而已，不帶有對滿白頭髮者的批評。在無法可依時期，自然沒有違法之究，如今「法」來了，主要是提請注意。一如本書對白髮與健康關係的結論，非高營養所致的白髮早發、多發，甚至滿白頭髮對健康和長壽的影響不大。

本書之論幾乎一棒打盡天下白髮者，即使是農村老人花白髮色也決非家貧所致，都與吃得好相關，尤其是書中關於吃葉菜、水果會助推白髮等結論，初聽此論者多有驚天怪論之感，然讀者可以「驚詫」，可以直覺否定，卻務請冷靜後仔細想想，或找周邊事例考察之，再回頭品味作者之言。人同此心，心同此理，讀者與作者見解難以重合之處應該不會太多。

附：作者打油詩一首，聊充書稿字數：

酒色蒼茫 肉色曠曠 水果多吃髮易白 刀下留根是好菜 吃米宜糙 能吃麵食效更高 籽實根塊皆好料 糖宜紅油宜濁 吃喝蛋奶看母毛 集合作戰持久黑髮自歸來

浦 人

2019 年 3 月 北京

國家圖書館出版品預行編目資料

白髮諜影──「黑白髮」研究報告 / 浦人 著
--初版-- 臺北市：博客思出版事業網：2023.11
面；　公分. --(醫療保健；14)
ISBN 978-986-0762-63-1(平裝)
1.CST: 毛髮疾病 2.CST: 健康法
415.775　　　　　　　　　　　　　　　112012744

醫療保健14

白髮諜影──「黑白髮」研究報告

作　　者：浦人
編　　輯：塗宇樵、古佳雯、楊容容
美　　編：塗宇樵
封面設計：塗宇樵
出　　版：博客思出版事業網
地　　址：臺北市中正區重慶南路1段121號8樓之14
電　　話：(02) 2331-1675 或 (02) 2331-1691
傳　　真：(02) 2382-6225
E - MAIL：books5w@gmail.com或books5w@yahoo.com.tw
網路書店：http://5w.com.tw/
　　　　　https://www.pcstore.com.tw/yesbooks/
　　　　　https://shopee.tw/books5w
　　　　　博客來網路書店、博客思網路書店
　　　　　三民書局、金石堂書店
經　　銷：聯合發行股份有限公司
電　　話：(02) 2917-8022　　　傳真：(02) 2915-7212
劃撥戶名：蘭臺出版社　　　　　帳號：18995335
香港代理：香港聯合零售有限公司
電　　話：(852) 2150-2100　　　傳真：(852) 2356-0735
出版日期：2023年11月 初版
定　　價：新臺幣300元整（平裝）
ISBN：978-986-0762-63-1